便秘の8割はおしりで事件が起きている！

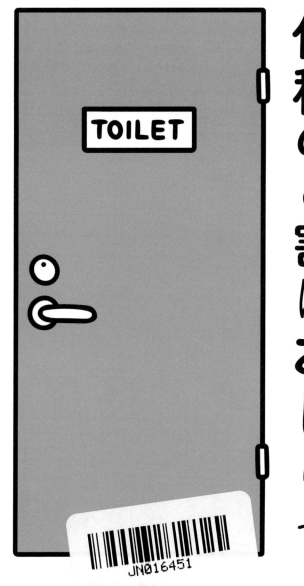

便秘には2つのタイプがある

**便秘の種類にはいろいろな分け方がありますが、
大きく「おなか（大腸）の便秘」と「出口（直腸・肛門）の便秘」の
2つのタイプがあり、それぞれ以下のような特徴があります。**

おなか（大腸）の便秘

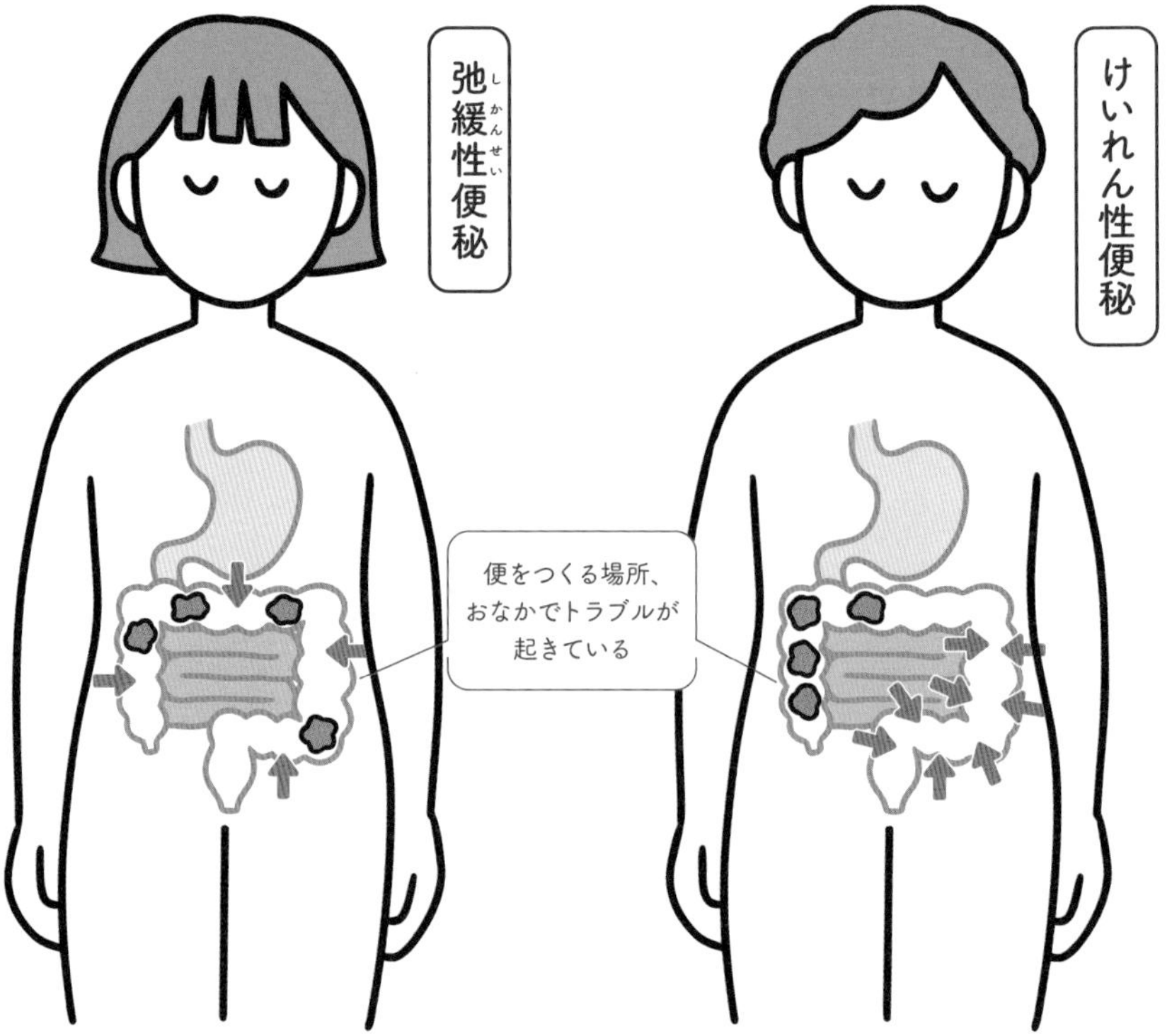

腸のはたらきが低下して筋肉が弛緩し、ぜん動運動が弱まって便秘が起こります。便が大腸内に長くとどまることで水分が過剰に吸収されるため、硬くて太い便が特徴です。運動不足や食物繊維の不足、腹筋力の低下などが原因となり、とくに高齢者や女性に多く見られます。

ストレスなどが原因で自律神経が乱れ、腸のぜん動運動が過剰になってけいれんを起こし、うまく便を送れず、滞留時間が長くなって便秘を起こします。反対に、腸が水分を十分に吸収できないまま便が移動して下痢が続いたり、便秘と下痢をくり返したりすることもあります。

本書では、おもに出口の便秘を
解説&解決していくよ！

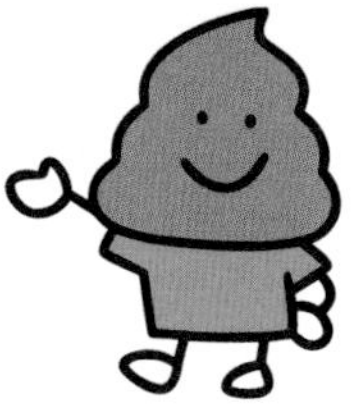

出口（直腸・肛門）の便秘

直腸性便秘

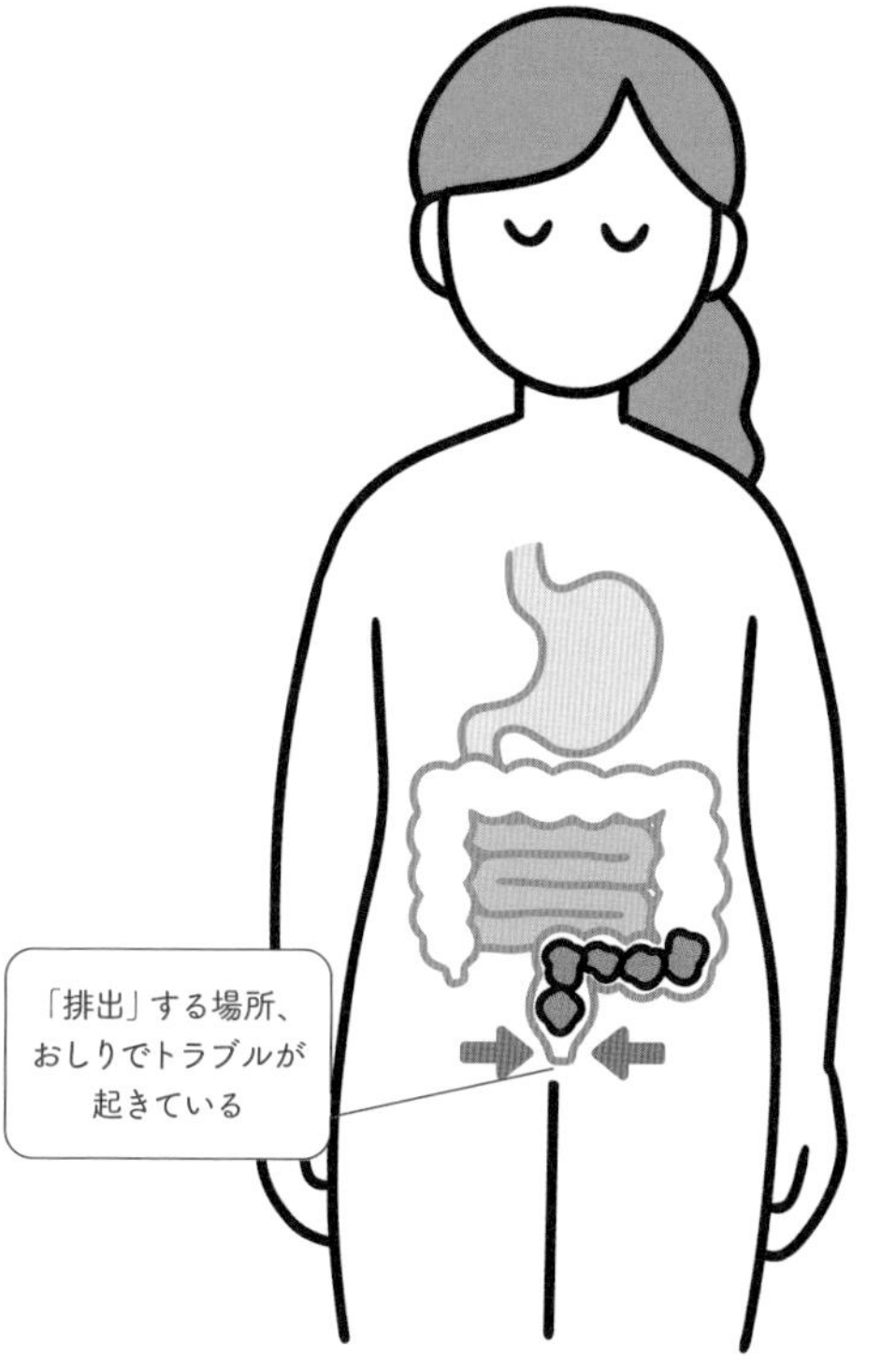
「排出」する場所、
おしりでトラブルが
起きている

便が直腸に到達すると起こる排便反射が弱いために便を出し切れず、便が直腸や肛門内のおしりにとどまってしまう「出口の便秘」です。日常生活で便意を我慢することをくり返し、直腸や肛門が便のある状態に慣れて違和感や便意を感じにくくなったことが原因です。排便のリズムがくずれた人に起こりやすいことから、「習慣性便秘」とも呼ばれます。

それ、出口の便秘ですよ！

**一般的な「おなかの便秘」に比べ、「出口の便秘」は排便が滞るだけでなく、
毎日出ていても実は便秘という場合も。あなたは大丈夫？**

腸活しているのに便秘

食物繊維や発酵食品など、便秘に効果があるといわれる食事を心がけ、腸内環境を整えているはずなのに便秘が治らないのは、「おなか」ではなく「出口」に原因があります。（→P.22）

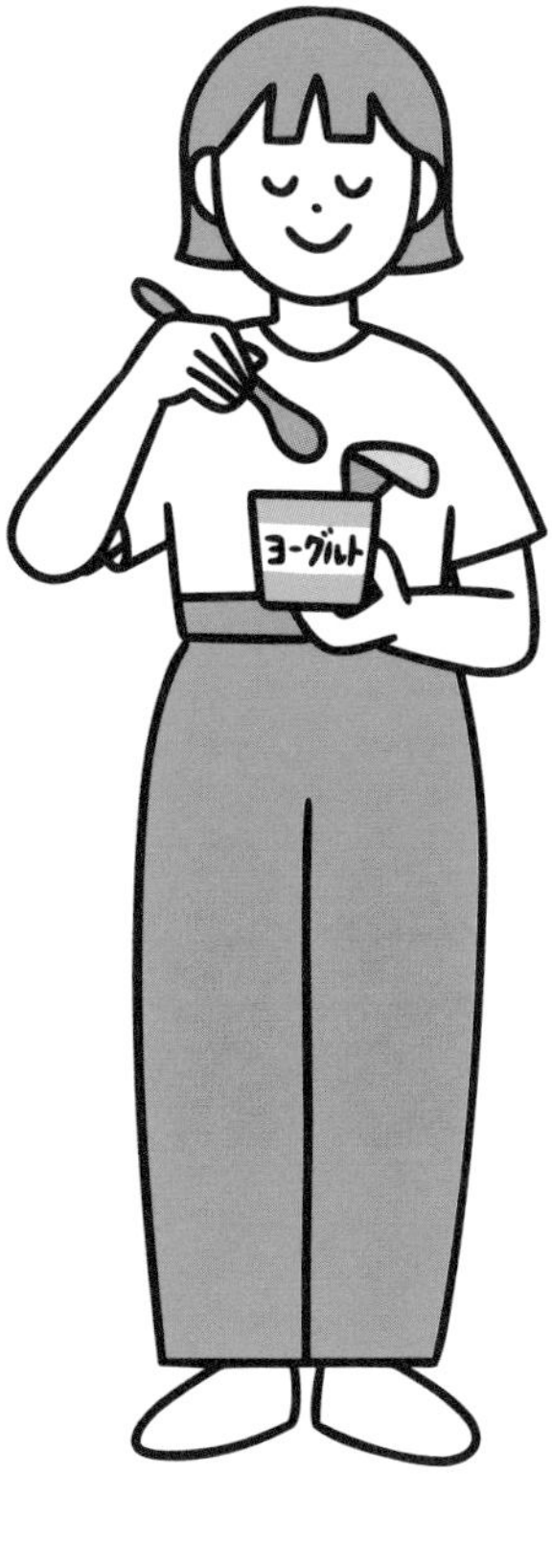

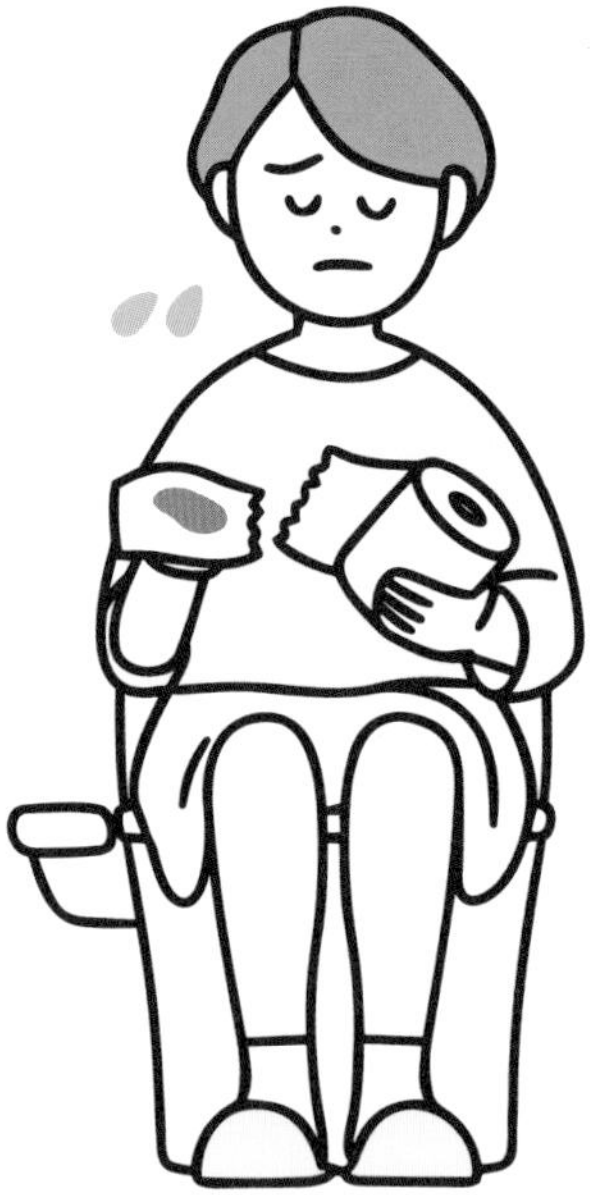

排泄後におしりを拭くと紙に便がつく

たとえ毎日排便があっても、温水洗浄便座を使わずにおしりを拭くとトイレットペーパーに便がつくのは、肛門に便が挟まっている証拠。それは、出口の便秘です。（→P.22）

温水洗浄便座がないとつらい

温水洗浄便座の水で肛門を刺激しながら便を出していたり、温水洗浄便座がないところでは排便できない人は、要注意。出口に便がたまっている可能性があります。（→P.48）

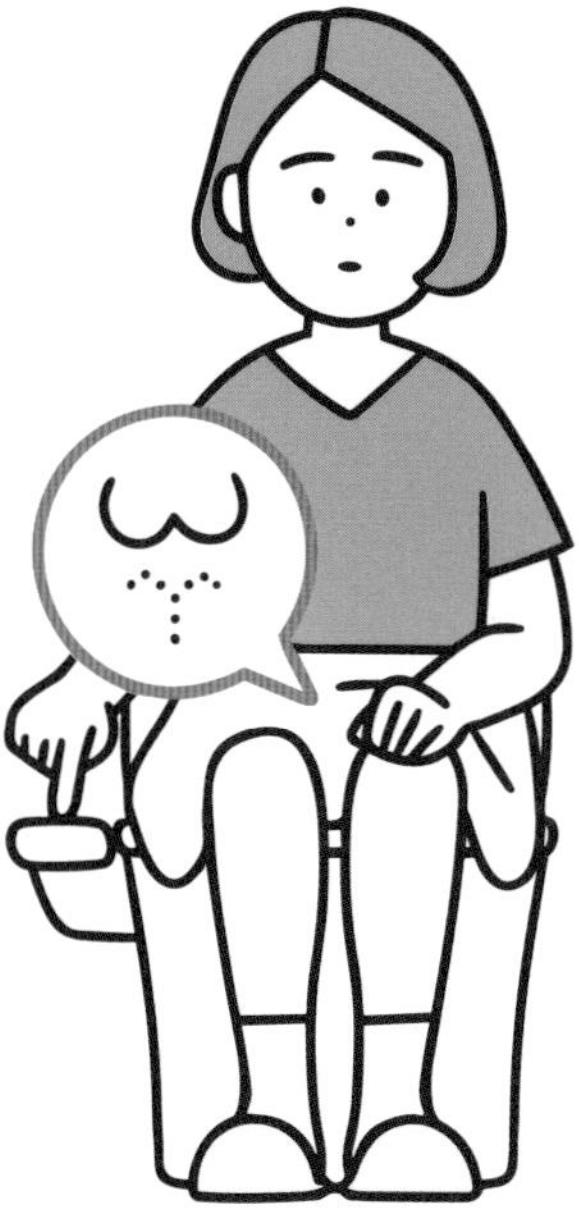

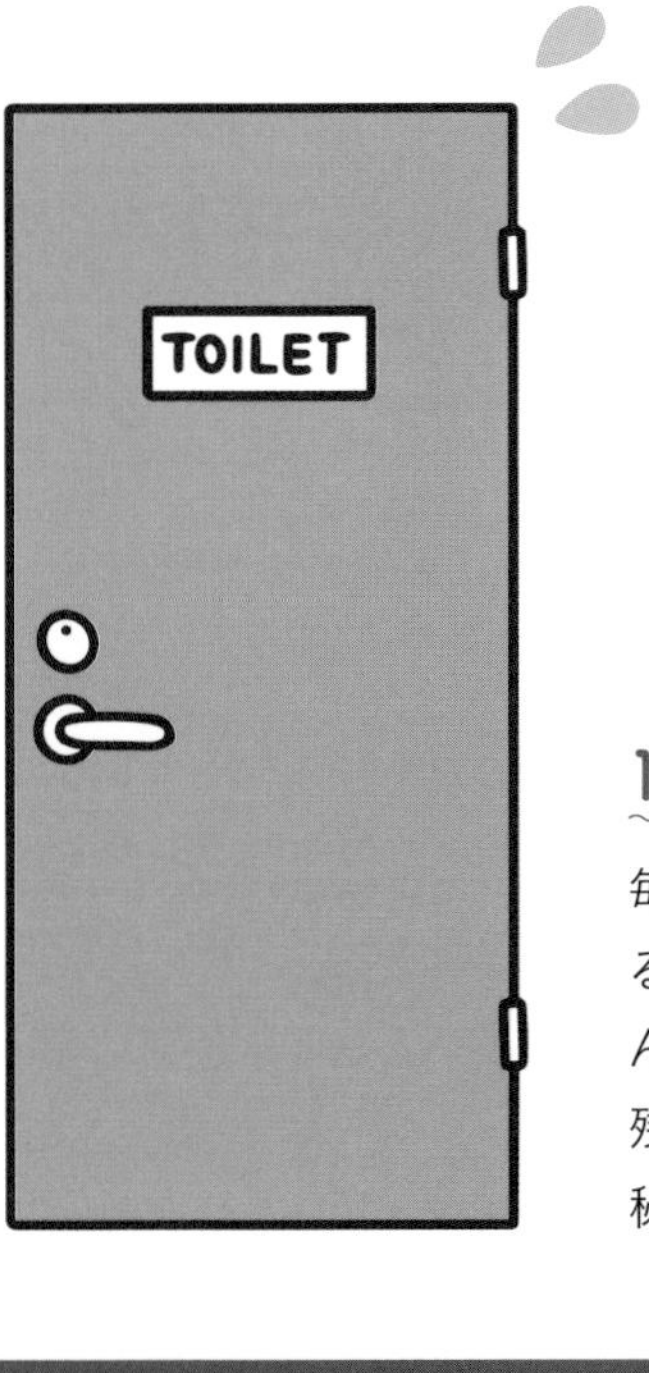

1日何度も排泄する

毎日どころか、1日に何度も排便があるから便秘とは無縁、と思っていませんか？　それ実は、1回で出し切れず、残った便が何度も出ている「出口の便秘」かも!?（→P.46）

これも、出口の便秘ですよ！

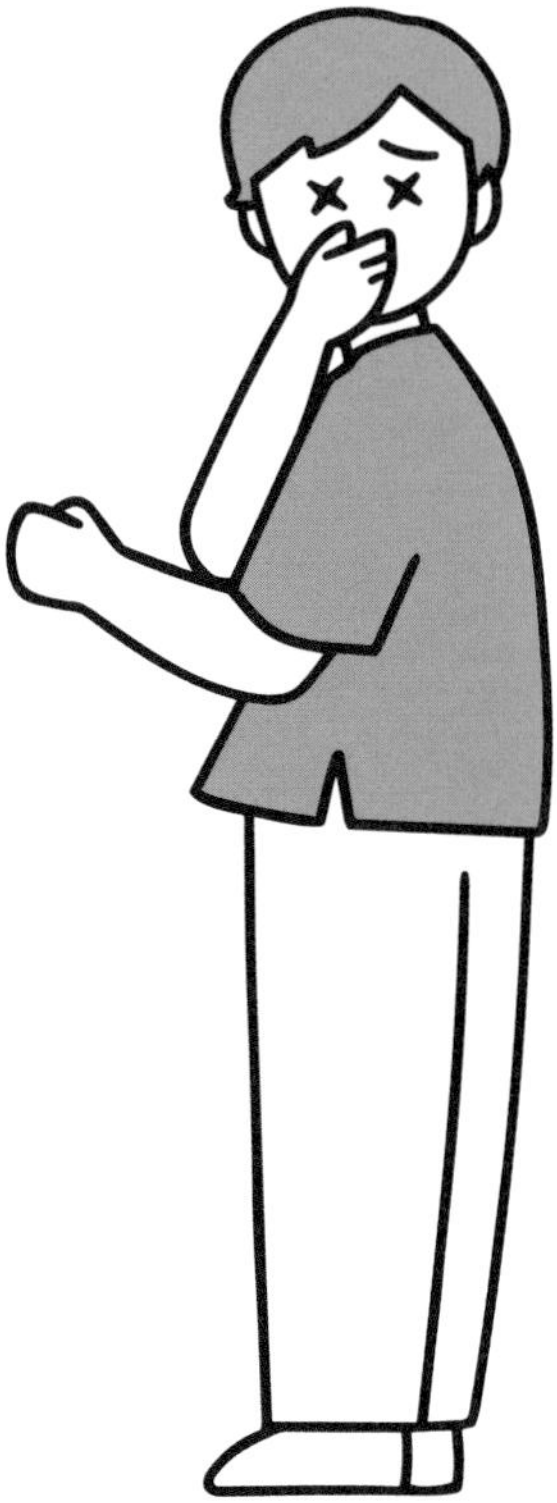

ニオイおならがよく出る

「おならが臭い」のは、腸内にたまったガスが出口付近の便のニオイを引き連れて出てくるから。便を出し切ってスッキリすれば、おならの回数も減り、ニオイも少なくなります。（→P.40）

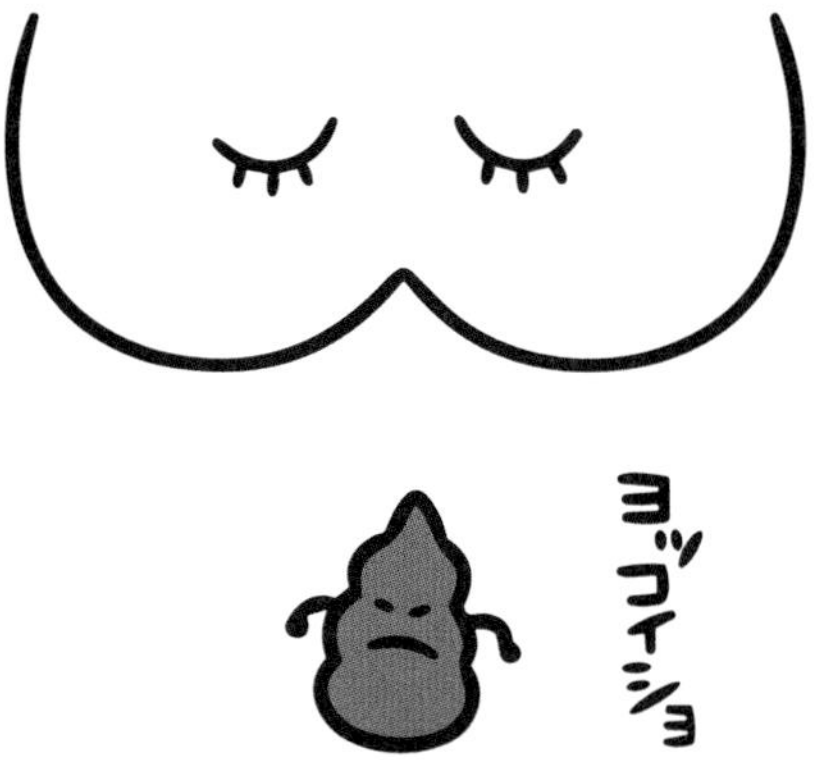

出始めの便が硬い

便が出始めだけ硬いのは、出し切れず直腸に残った便の水分が吸収されたため。つまり、硬い部分は昨日の「出残り便」。後から出てくる軟らかい便が今日の新しい便です。（→P.25）

下着に便がつく

直腸や肛門は、大腸でつくられた便を外に出すための「通路」です。本来便は通過するだけなので、きちんと排便できていれば下着に便がつくことはありません。（→P.42）

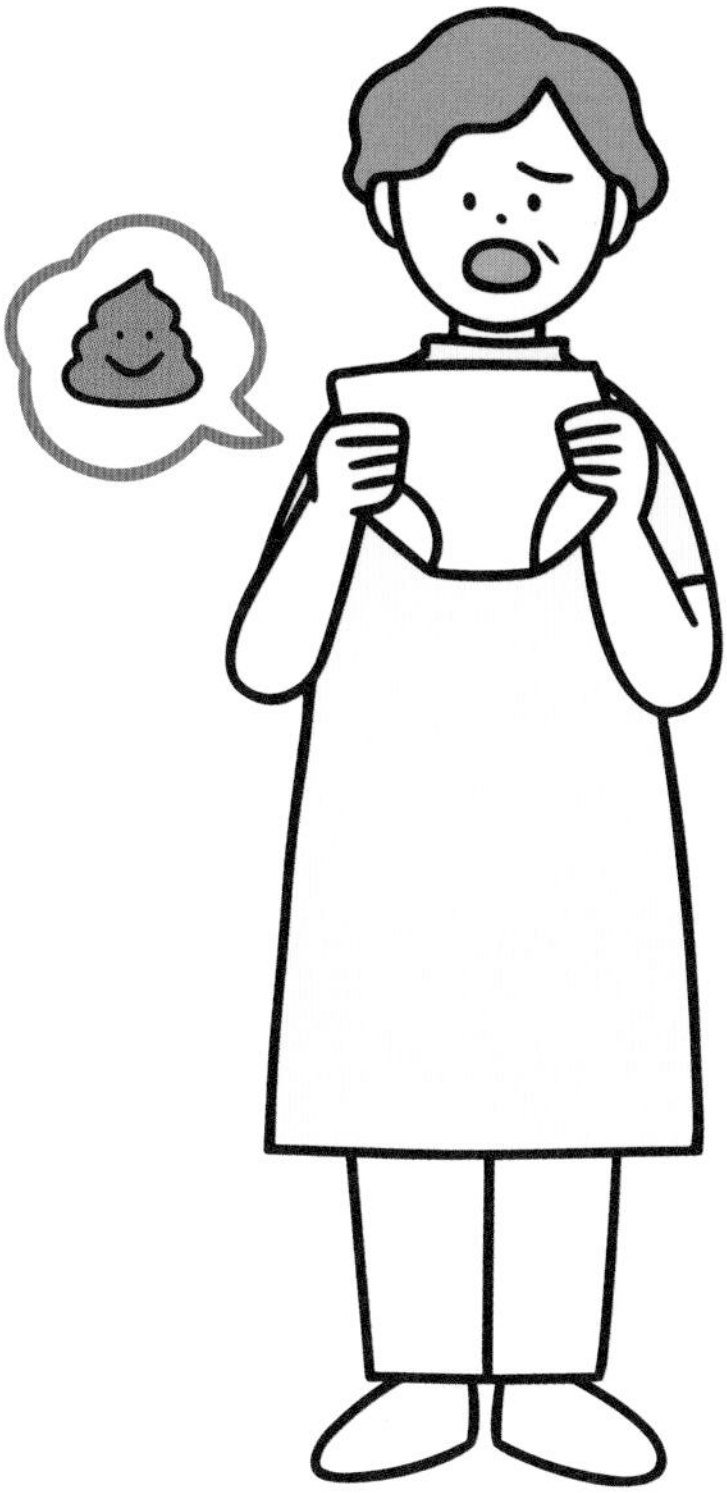

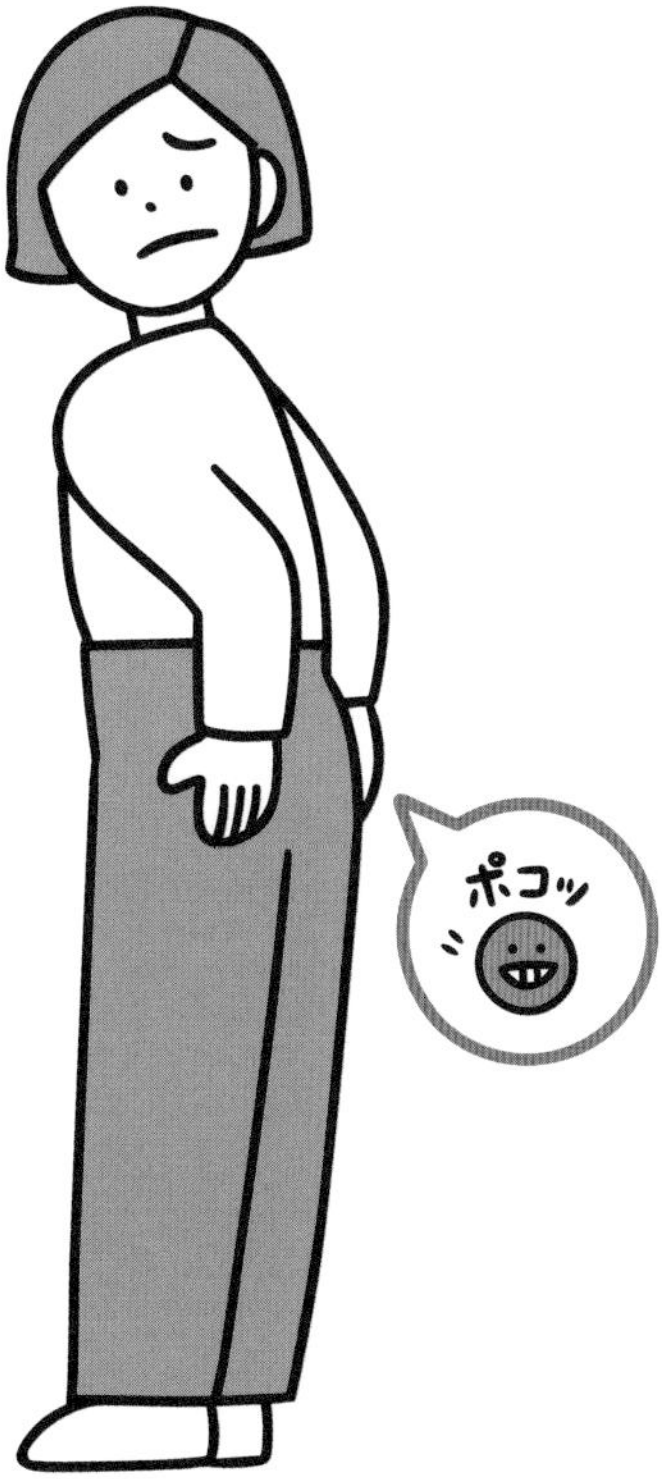

実は痔で悩んでいる

お通じは毎日あるし、お風呂や温水洗浄便座でおしりもキレイに洗っているのに、なぜか痔になってしまった……。意外によくあるケースです。なぜなら「出口の便秘」だからです。（→P.56）

はじめに

便秘難民の8割が出口の便秘です

「便秘」とは「便を秘める」ことです。

どこにも「便が出ない」とは書いてありません。

だから**毎日排便があっても、スッキリ出し切れずに出口（おしり）に残っていれば「便秘」なのです。**

肛門科医として26年、10万人を超える患者さんを診察してきました。

私の外来を訪れる患者さんはおもにいぼ痔や切れ痔、おしりのかゆみなど、肛門にトラブルを抱える人、そして便秘に悩む人です。

痔というと「何日も便が出ない重い便秘の人がなる病気」と思っている人が多いと思います。ですが、**痔の患者さんの実に9割が毎日排便のある人です。しかし、診察すると出口（おしり）に便がしっかり残っています。**

最近は特に、「便秘で困っている」という患者さんが大勢訪れます。

ほとんど人が腸活をがんばり、全国あちこちの「便秘外来」で治療したけれど改善しなく当院にたどりつきます。

そんなみなさんの訴えはほぼ共通しています。

「いろいろな医療機関の便秘外来を受診したけれど、どこも出される薬は似たような下剤や整腸剤、漢方薬で、服用したら便は出るけれど残便感があって不快。おなかの張りは変わらない。出始めの便が硬いので肛門がときどき切れて痛い。結局便秘も治らない」ということです。

そう言った**便秘難民の人を診察すると、痔の人と同じように出口に便があるのです。これまで診察した便秘患者の8割以上が出口の便秘でした。**

つまり少なく見積もっても「便秘の8割は出口（おしり）で事件が起きている」と言えます。

ところがちまたの便秘情報のほとんどが腸に関することばかり！

「便秘には○○が効く」の○○は食物繊維であったり、乳酸菌、野菜や果物、おなかのマッサージや運動などであったり、大腸にはたらきかけるものです。

大腸は便をつくっている場所なので、これからつくられる便には効きますが、すでに出来上がって出口（直腸・肛門）に下りている便や、ましてや出残って水分が吸収されて硬くなった便には効きません。

問題は出口で起きているのに、おなか（腸）に効くものを飲んだり食べたりしても根本的な解決にはならないのです。

私も出口の便秘、糞詰《ふんづ》まりの経験者です

実は何を隠そう私も出口の便秘でした。忘れもしない研修医2年目のこと。診察中に呼吸もできないほどの腹痛に襲われ、ストレッチャーで院内の救急に搬送されました。糞便による腸閉塞《ちょうへいそく》でした。

その時に「先生、便秘ですよね？」と内科医から問いかけられた言葉が今でも忘れられません。**なぜなら私は毎食後に排便があり排便回数は1日3回。自分は便通がいい、快便だと思い込んでいたからです。**

レントゲン写真をみながら「直腸からS状結腸にかけて便がたまっていますよ」と追い打ちをかけられたときの衝撃……。

「この私が便秘だと～?」と納得いきませんでしたが、**レントゲン写真を見たら、出口の便秘の証拠写真といわんばかりに、大量の便が写っていました！便をいっぱいため込んで、少しずつ出口の便を押し出していただけの典型的な出口の便秘だった**のです。

居残った便が古くなって固まり糞詰まり（便栓塞《べんせんそく》）を起こしていたのでした。

なんと、それに気づかずに「快便体質」だと信じていたのです。

幸い私は20代で出口の便秘に気づくことができたので、以来、おしりのトラブルはまったくありません。

この時、糞詰まりにならなければ今ごろ立派な痔主となっていたでしょう。

おしりのトラブルには必ず出口の便秘があります

痔や肛門のトラブルの背景には必ずと言っていいほど出口の便秘があります。

痔や肛門のトラブルは間違った排泄の結果です。

この間違った排泄を直さずに薬を飲み続けても、注射療法や手術を受けてもまた痔や肛門の病気になります。

何度でも繰り返されます。

根本治療は便通をただすことしかないのです。

根本治療をしていない人、そもそも出口の便秘を自覚していない人、そして便秘難民として困っている人があまりにも多すぎるのでこの本を書きました。

現在、おしりのトラブルに悩んでいるすべての人に、出口の便秘のことを知っていただければ幸いです。

肛門科医　佐々木みのり

〈もくじ〉

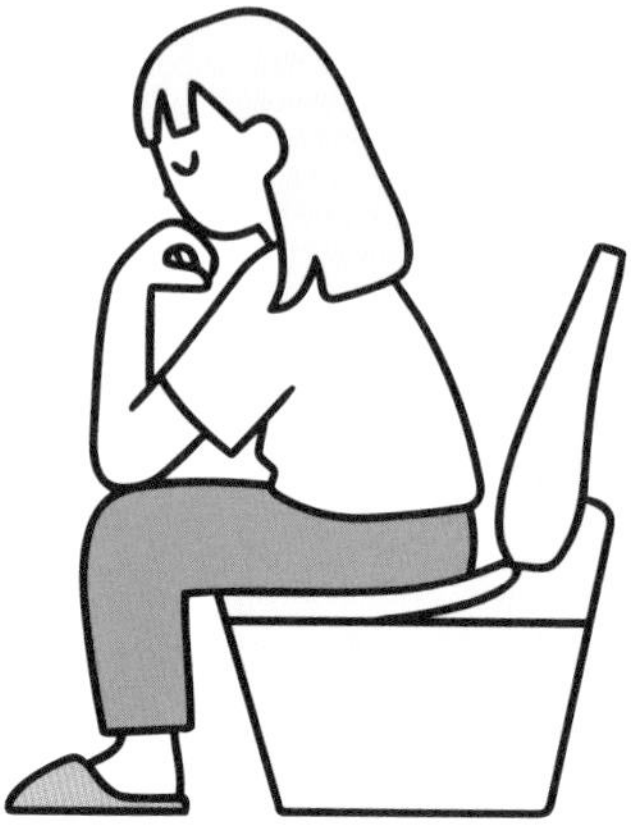

第1章 あなたの便はおしりに秘められている！

第2章 おしりのトラブルを予防するのも治すのもあなた自身

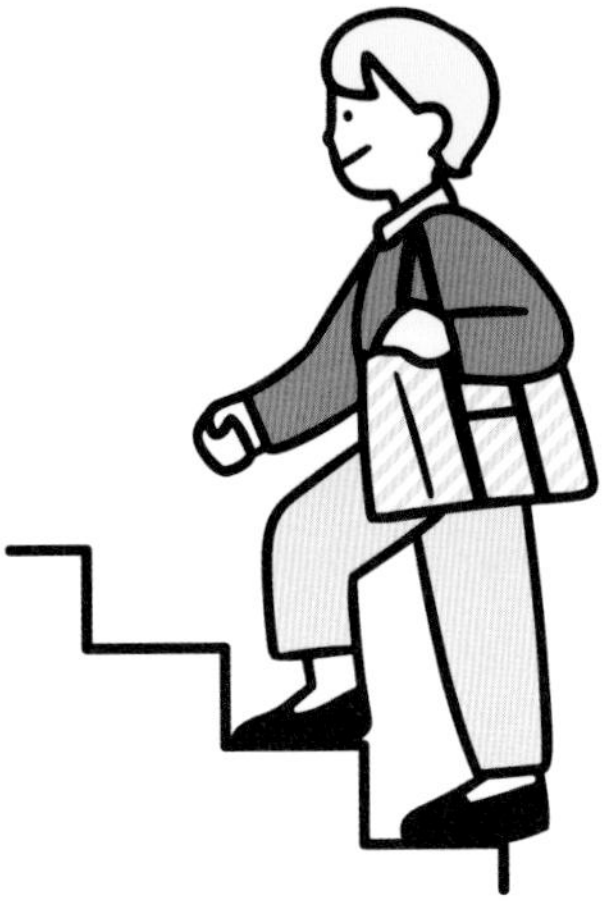

第3章 おしりと心はつながっている

第 1 章

あなたの便は
おしりに秘められている！

便秘、すなわち「便を秘める」とは、便を内に隠しておくこと。
毎日排便があっても、おしり（出口）に便が残っていれば「便秘」です。

「おなか」と「出口」は別！

便秘はどこで起きているのか

　便秘には、大きく分けて「おなか（大腸）の便秘」とおしりで起きている「出口（直腸・肛門）の便秘」があります。「おなか」は便をつくって運ぶところ、「出口」はおしり、つまり運ばれてきた便を出すところです。なぜ、分けて考えるのかというと、同じ1本の消化管でもそれぞれの役割がまったく違い、便秘の原因も対処法も異なるためです。

　便秘をきちんと治すには、まずは自分の便秘がどちらで起こっているのかを見きわめることが大切です。巻頭コラム（P.2～7）のような症状があれば、「出口の便秘」の可能性を考えましょう。

「便秘＝腸の問題」という思い込みは危険

　現在便秘は、「腸の問題」という認識が普及しており、皆さん便秘になると腸によいといわれる食事や運動をして「腸活」をしたり、下剤を使ったりして対処しているのではないでしょうか。

　しかし、「出口」に問題が起きている場合、一生懸命腸活をしても、効果は期待できません。そして効果がないからと、下剤を乱用することで腸内環境が乱れたり、出口の便秘が進行して便意がますますなくなり、痔などの病気を引き起こしたりしてしまいます。「便秘＝腸の問題」という思い込みが、現代人の「おなか」と「おしり」をむしばんでいるのです。

【おなかの便秘】

便をつくる場所「おなか（大腸）」で起こる便秘。

弛緩性便秘

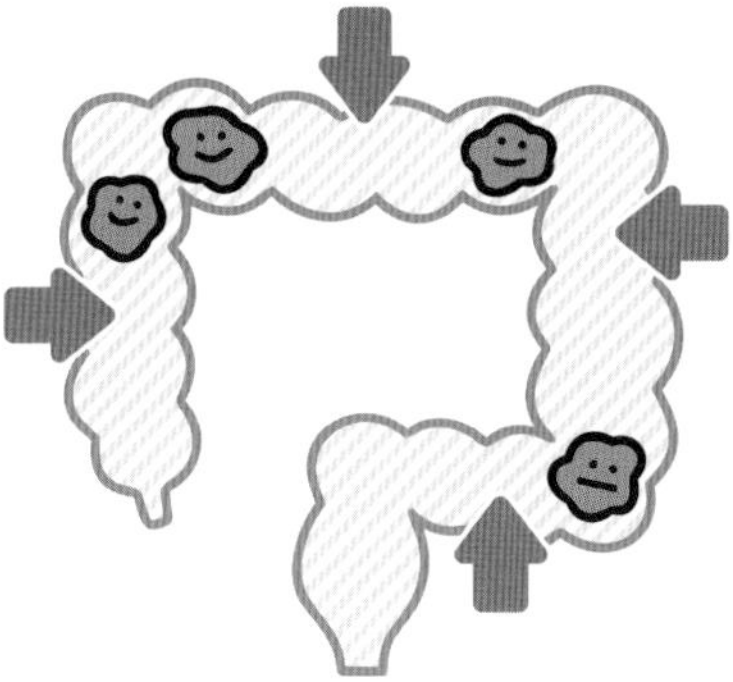

- 便が腸内をゆっくりと移動しながら水分が吸収されていくので、大きめのコロコロ便となる。
- 腸内に便やガスがたまり、おなかが張ったり下腹部痛を感じたりする。
- 便秘が続いて腸内の悪玉菌が増加すると、便が腐敗してガスが発生し、おならが臭くなる。

けいれん性便秘

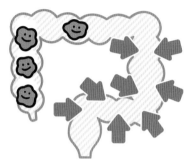

- けいれんして収縮し、狭くなった腸管を通ってくるため、便が小さなコロコロ便となる。
- ぜん動運動が不安定なため、便がゆっくり移動すると便秘に、素早く移動すると下痢となる。
- 胃に食べものが入るとぜん動運動が起こるが、腸がけいれんし下腹部に痛みを生じる。

【出口の便秘】

便を排泄する通路「出口（直腸・肛門）」で起こる便秘。

直腸性便秘

- 便が残っていることで直腸や肛門の排便反射が弱くなり、排泄力が低下している。
- 便意を我慢することがクセになっていて、一度タイミングを逃すと便意が起こりにくい。
- 出残った便の水分が吸収され、硬くなっている。
- 出残った便があるため、1日に何度も便が出る。
- 腸内でたまったガスが、出口にある便のニオイを引き連れてくるのでおならが臭くなる。

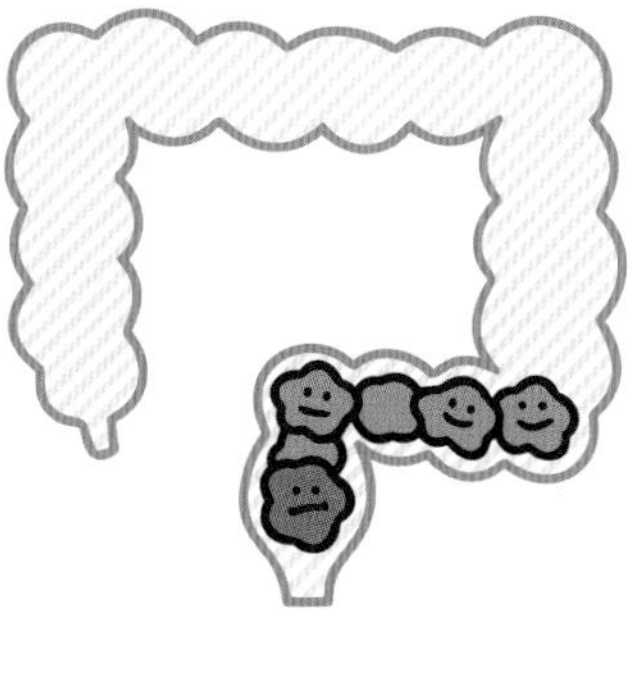

本来あるべき排便とは

食べものがたどる消化から排泄の旅

まずは、本来あるべき排便をおさらいしておきましょう。

私たちが口からとりいれた食べものは、筋肉の収縮と弛緩《しかん》による「ぜん動運動」によって胃に運ばれて消化されます。その後、小腸（空腸・回腸）で栄養が吸収され、大腸（結腸）でもミネラルや水分が吸収されて、ゆっくりと便が形成されます。

通常、便は横行結腸と下行結腸にとどまり、大腸の末端にある直腸と肛門には便はありません。そこへ、食事などをきっかけに腸が刺激を受けると、「胃結腸反射」による大ぜん動運動が起き、便が直腸に移動します。

直腸と肛門は便が通る通路

多くの場合、大ぜん動運動は1日1回、朝食後にもっとも強くあらわれます。これにより直腸に便が下りてきたことを大脳が確認すると、便意が起こります。そして、トイレで排便の用意が調《ととの》い、いきむことで腹圧が高まり、同時に排便や排尿をコントロールしている肛門括約筋がゆるんで便を押し出します。排便の際の腹圧で、一時的に肛門に負担がかかりますが、便が下りてくるたびに完全に排便できれば、肛門は元に戻り再び空っぽになります。直腸と肛門はあくまでも通路なのです。

多少の個人差はありますが、これが排便の正しいあり方です。

【正常な排便のサイクル】

大腸で水分を吸収され、形となった便は一時的に直腸にためられ、
排便の用意が調うと肛門から排出される。

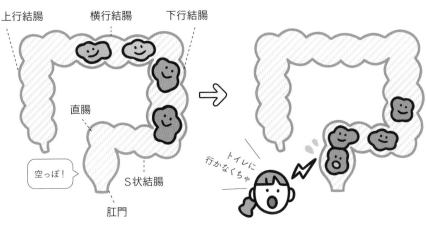

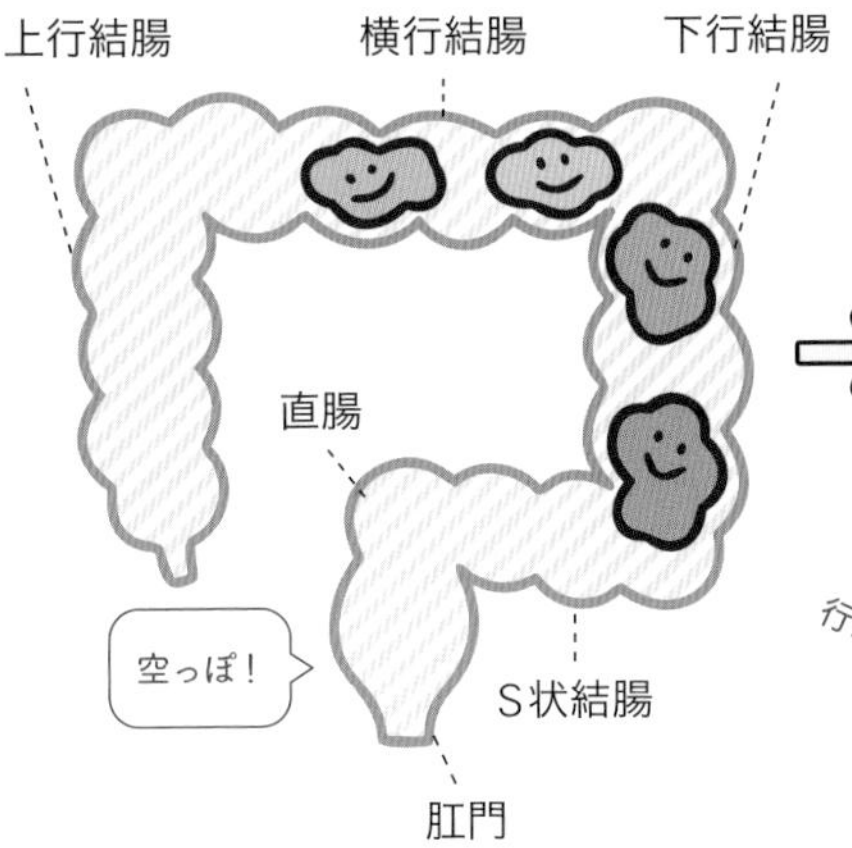

❶ ぜん動運動で移動しながら徐々に形となった便は、ふだんは横行結腸、下行結腸にあり、直腸も肛門も空っぽ。

❷ 便が肛門の手前の直腸に下りてくると、その情報が大脳に伝わって便意が起こる。

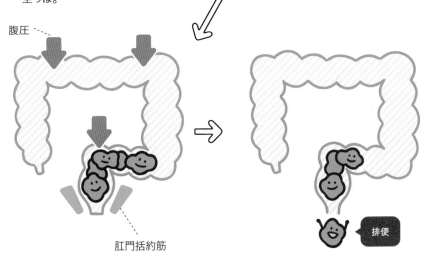

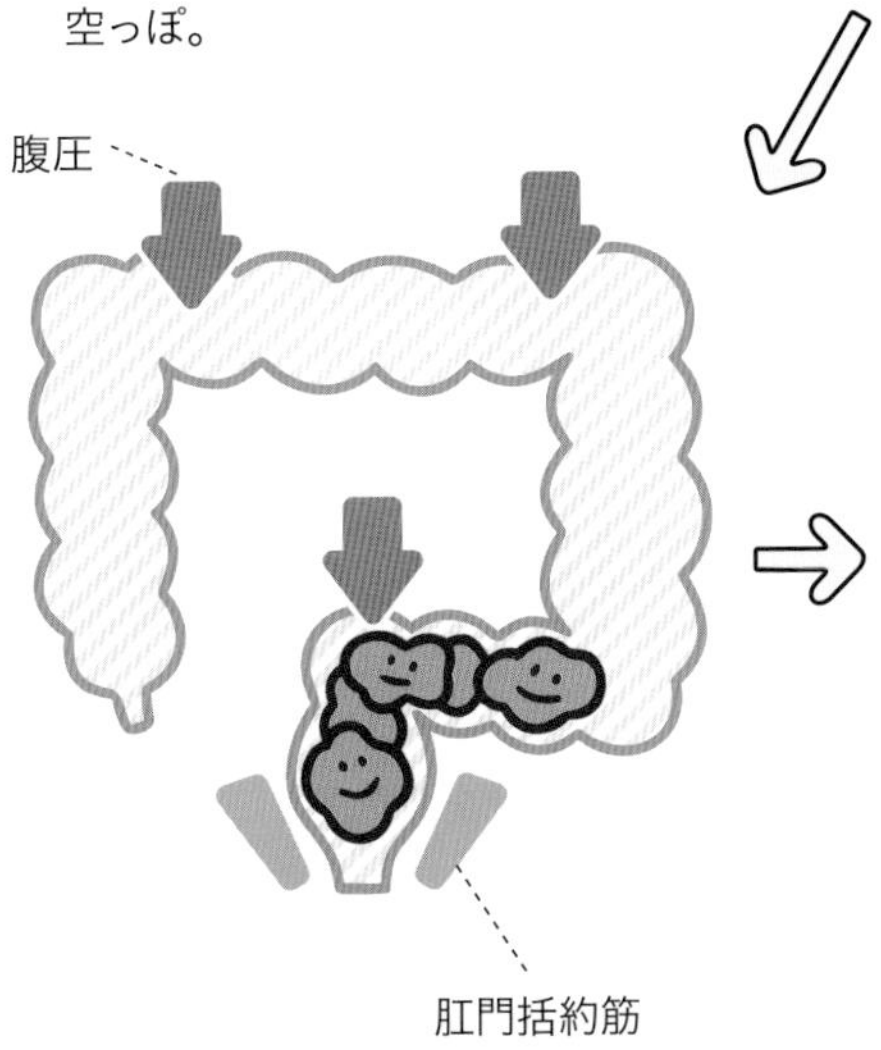

❸ 腹筋が収縮し、腹圧により便を押し出し、骨盤底筋群の中にある肛門括約筋がゆるんで便が排出される。

❹ 直腸にたまった便はすべて排出され、直腸と肛門は空っぽになるのが理想の排便。

出口で起きている事件の真相

出口の便秘なのに「腸活」している！

一般に、3日以上排便がないと「便秘」と判断されます。すると、真面目な人は何とか解消しようと、食物繊維の豊富な野菜を食べたり、善玉菌を増やすためにヨーグルトや発酵食品を摂ったり、運動をしたりして便秘解消を図る努力をします。

こうした「便秘に効果がある」といわれる行動は、便が腸に停滞している場合は一定の効果があるでしょう。しかし、便が直腸や肛門に停滞している場合は別問題です。腸活して一生懸命よい便をつくっても、出口で渋滞しているので、その渋滞を解決しないかぎり、便秘がますます悪化していくことになるのです。

出口の便秘なのに洗浄してなかったことに

毎日排便があるのに、最初が出にくい、出始めの便が硬いという人がいます。また、排便のたびに、スッキリ出し切った感を得られず、温水洗浄便座で洗うことを習慣にしている人も多いのではないでしょうか。そういう人はだいたい、排泄後に直腸や肛門に便が残っています。そう、出口の便秘です。

この出し切れなかった便は、直腸にとどまるうちに水分が吸収されて硬くなり、コロコロ便となって、便の出口渋滞を引き起こします。そして便から発生したガスが充満すると、おなかの張りや臭いおならの原因となっていくのです。

【「出口の便秘」の排便サイクル】

排便後は、「おなか」も「出口」も空っぽになっているのが基本。しかし、
自分では気づかないうちに、出口に便が残っている。

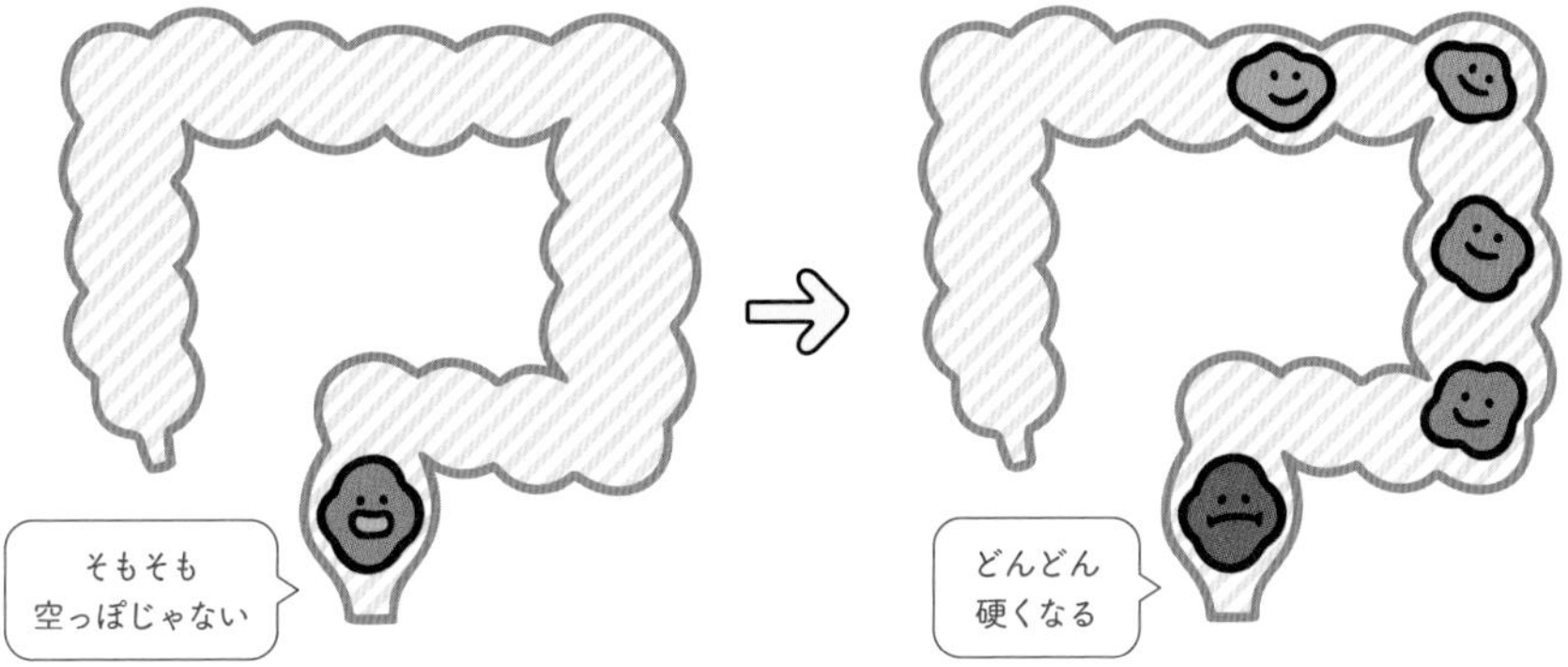

❶ 排泄力の低下などから便を出し切れず、排泄後も出口に便が残る「出口の便秘」の状態。

❷ 残った便は翌日にもち越しとなる。同時に、時間とともに水分が再吸収されて硬くなる。

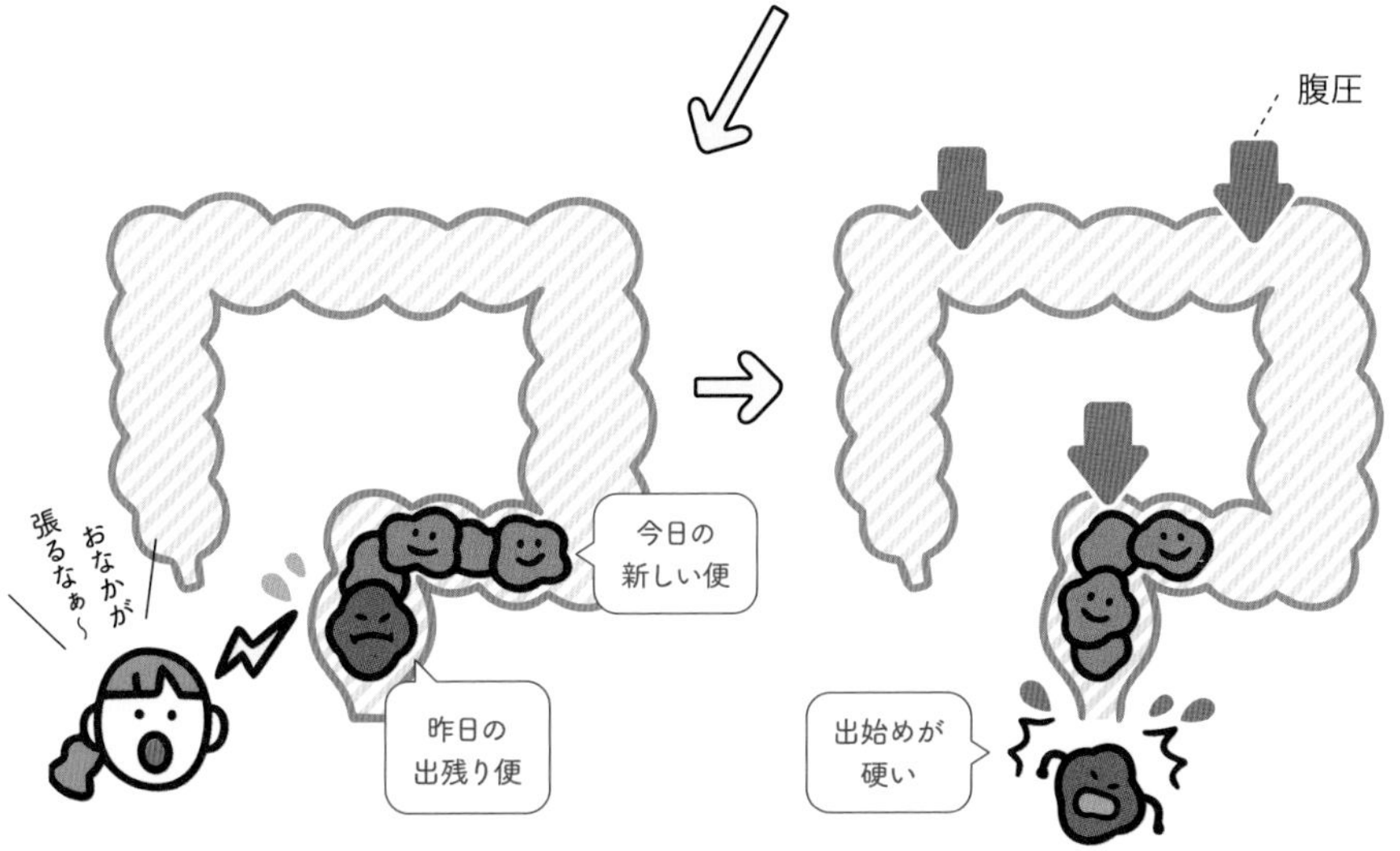

❸ 出口に便が残っていることでガスがたまり、おなかが張る。

❹ 出口に硬い便があるため次の排便で痛みを感じたり、肛門を傷つけて出血したりするようになる。

毎日出る≠全部出ている

毎日排便があっても便秘

便秘は「便が出ない」ことではありません。たとえ毎日排便があり、排便後にスッキリした感覚があっても、出口に便が残っていれば、「便秘」です。そして、毎日のように排便がある人にも、実は「出口の便秘」の人が多いのです。

つまり、排便は「毎日出ている」とか「スッキリ感がある」かどうかが問題なのではないのです。大切なのは、「1回の排便で全部出し切って直腸も肛門も空っぽになっているかどうか」ということ。たとえ2日か3日に1回の排便でも、スッキリと全部出しきっておしりが空っぽになっているなら、出口の便秘ではありません。

便が出ないのも出るのも便秘

出口に便がある状態が当たり前になると、直腸や肛門がだんだん便に対して鈍感になります。こうした状態が慢性化すると、便が下りてきても便意を感じなくなる「鈍感便秘」になっていきます。鈍感便秘はその名のとおり自覚症状がない便秘です。自分では気づかないまま何日分もの便をためていたりします。

また、やっかいなのは、出残っている便が大量の場合、逆に何度も便意を感じる人もいるということ。1日に2度も3度も排便をするので「便秘」とは思っておらず、痔などの病気に進行してはじめて異状に気づく、というパターンが多いのです。

【「出口の便秘」が「鈍感便秘」を招く】

「出口の便秘」が慢性化すると
直腸や肛門が便や便意に対して鈍感になり、「鈍感便秘」となる。

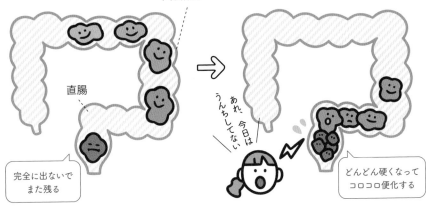

1 下行結腸に便が下りてくるが、直腸には排泄し切れなかった便が残っている（出残り便）。

2 放置していると、直腸の便は水分が吸収されて硬くなり、さらにコロコロ便化する。

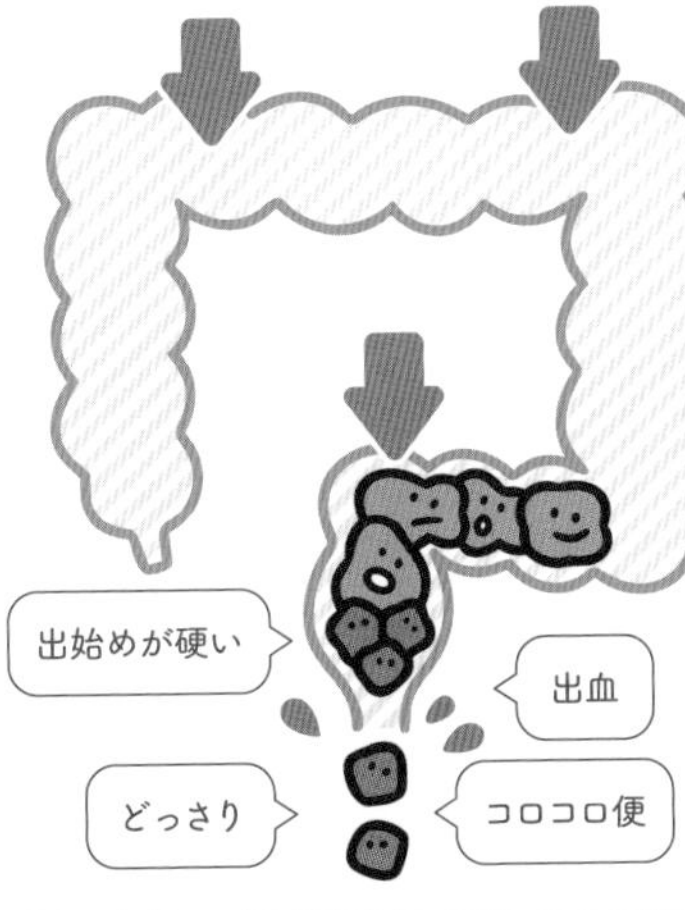

3 新しい便が直腸に下りてきて排便すると、前半は硬く、後半は軟らかい（当日の便）状態になる。

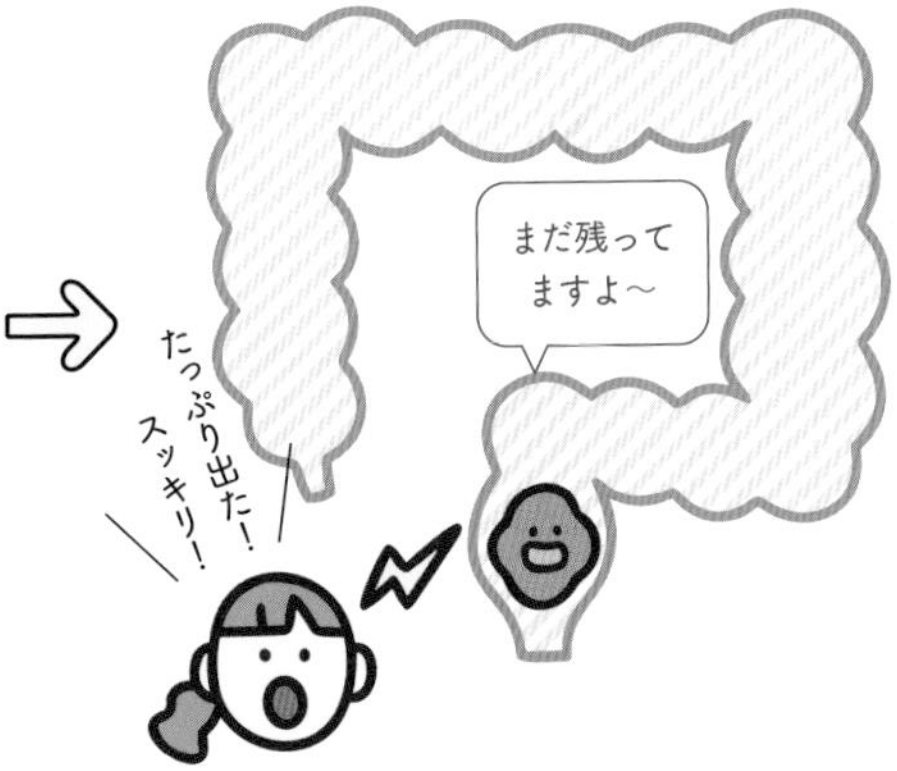

4 また、便を直腸に残したまま排便終了。だんだんと便に対して鈍感になり、便意を感じなくなる（鈍感便秘）。

コロコロ便が出る！はほぼ便秘

コロコロ便は便秘の始まり

ウサギの糞のようにコロコロと丸い形の便を「コロコロ便」といいます。

腸でそれができる場合、原因は、水分不足や偏った食生活、ストレスや疲労による自律神経の乱れなどさまざまです。ですが、直腸や肛門でできる場合は、排出されずに残った「出残り便」がコロコロ化したものです。

出残り便は、最初は軟らかいのですが、直腸壁から水分がどんどん吸収されるので石のようにカチカチになっていきます。これが残便感となり、便意があってもなかなか出ない、無理にいきむと出血するなど、トラブルの原因となるのです。

出残り便がつくり出す便の2階建て構造

直腸は粘膜なので痛みを感じませんが、肛門には知覚神経が通っています。そのため、通常は空っぽのはずの肛門に便が残ると、残便感を感じてスッキリしません。

しかし、本来は通路である直腸や肛門に出残り便のある状態が続くと感覚がマヒし、便をためられるようになっていきます。すると、前日の硬い便の上に新しく下りてきた軟らかい便が積み重なる「2階建て構造」となります。

毎日排便があってもコロコロ便しか出ない場合は、こうした「2階建て構造による出口の便秘」状態になっていることを疑いましょう。

【「2階建て構造となった出口の便秘」の図】

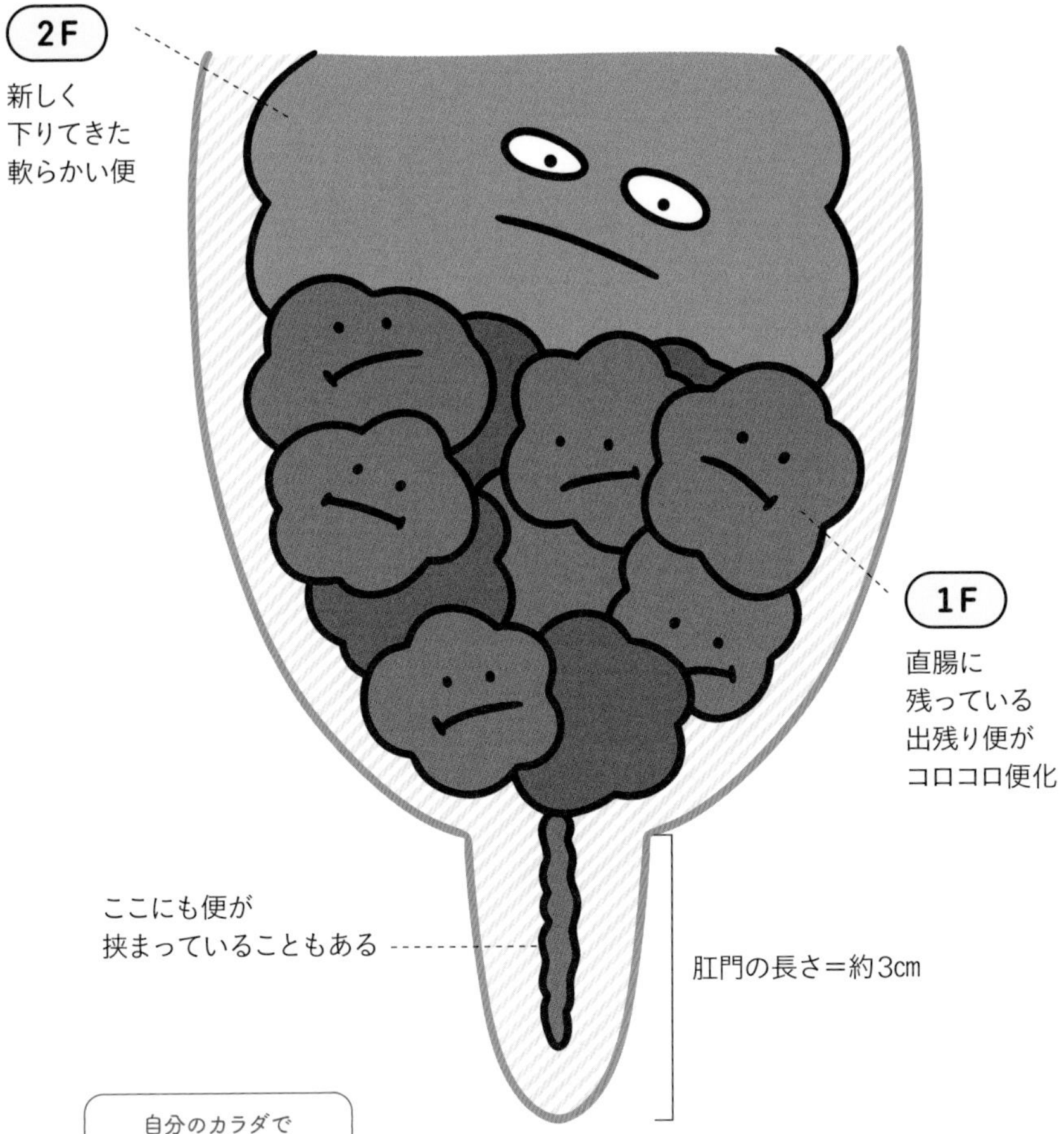

自分のカラダで
何が起こっているのか、
感じとることが大切だよ

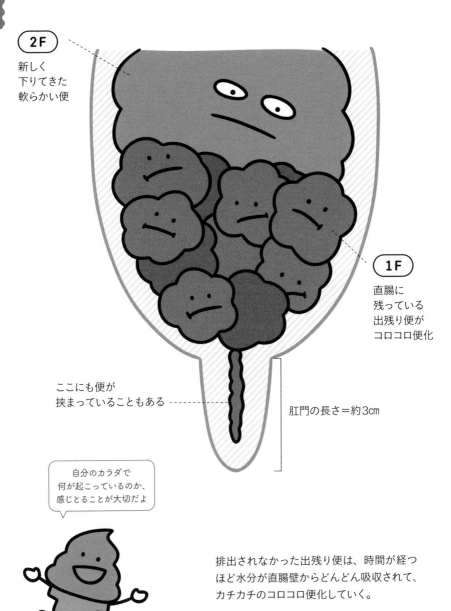

排出されなかった出残り便は、時間が経つほど水分が直腸壁からどんどん吸収されて、カチカチのコロコロ便化していく。

理想はスルリと出る便

少し硬めの歯みがき粉状

コロコロ便の話が出たところで、健康的な便はどんな状態なのかを解説します。

便は、左ページ上の図のように約70%が水分でできていて、水分がおよそ90%以上になると軟便に、60%以下になるとコロコロ便になります。便の形状は硬いコロコロ便から固形物を含まない水様便までさまざまですが、理想はいきまなくてもスルリと出て、表面がなめらかで歯みがき粉より少し硬めの便です。

便の量は食べた内容によって変わりますが、一般的には1日100〜200g程度、バナナ1本分程度の排便量が平均といわれます。

便のニオイの原因は悪玉菌によるニオイ物質

健康な便は黄土色〜茶色をしていますが、脂肪の多い食事をしたり、腸での滞留時間が長いほど色は濃くなります。また、おしりで出血している場合は鮮血のような赤、胃や十二指腸から出血している場合は、真っ黒で粘り気のある「タール便」となるので、続くようなら受診しましょう。

便のニオイは、悪玉菌がたんぱく質を分解するときにつくられるインドールやスカトールというニオイ物質です。そのため、腸内環境がよく善玉菌が多いと便臭は強くありません。ですが、腸内環境が悪かったり、たんぱく質の多い食事をするとニオイがキツくなります。

【便は何でできている？】

便の約7割は水分でできていて、残りの固形分には食べもののカスやはがれた腸壁の粘膜、腸内細菌など。排便時はまわりのガスも一緒に排出される。

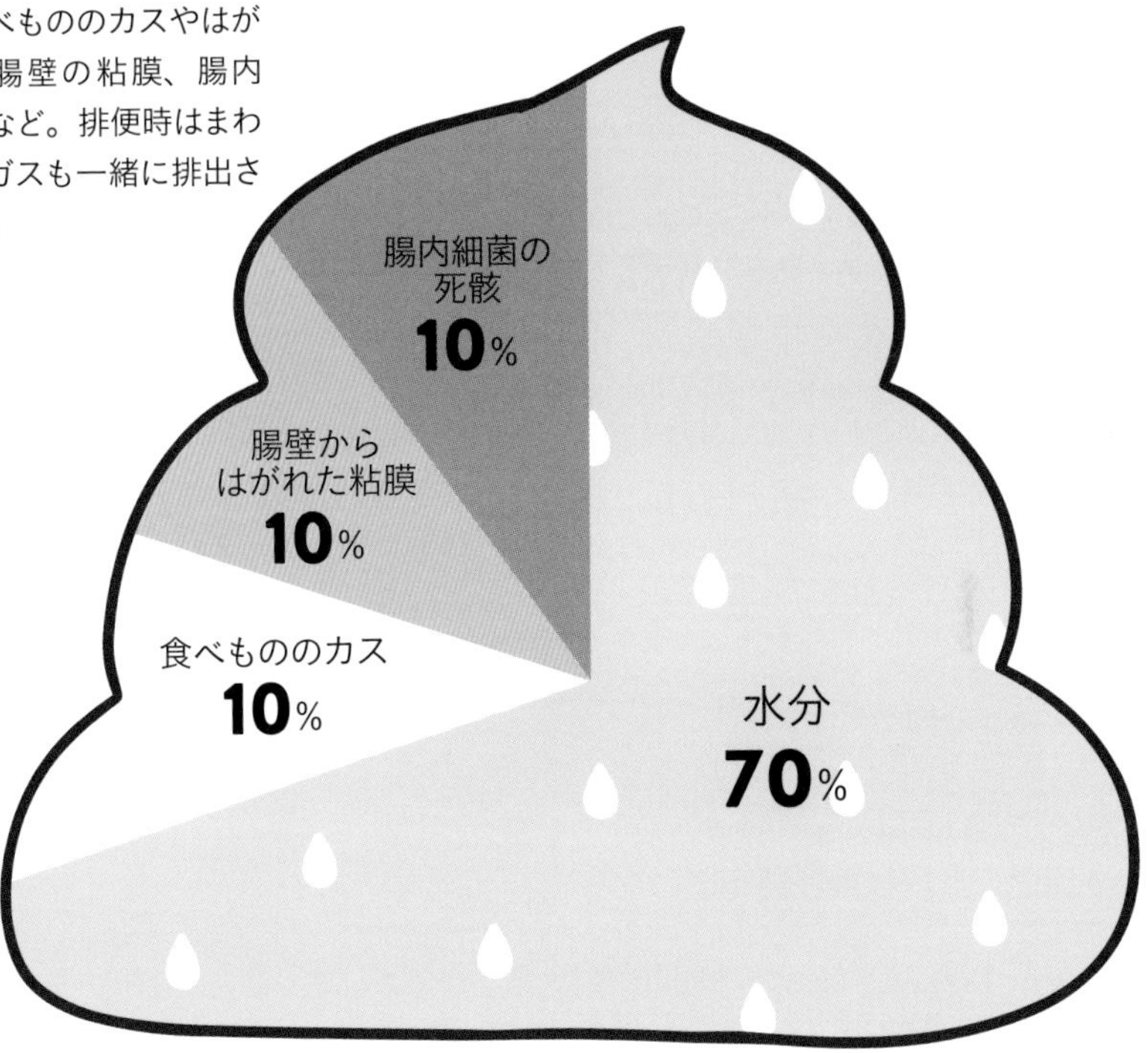

【理想の便とは】

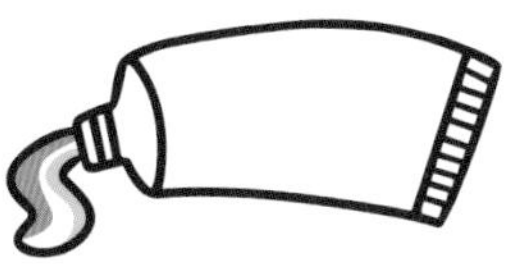

歯みがき粉より少し硬い

なめらかで練り歯みがき粉より少し硬い程度。いきまずにスルリと出る硬さ。

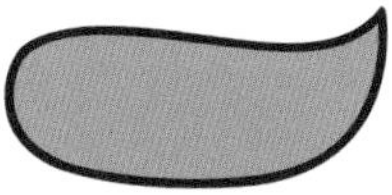

しっかり形がある

太さは自分の足の親指程度。健康であれば、色や量は食事による。

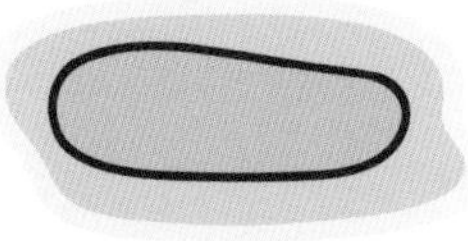

便器の水が濁らない

最初は水に浮いてだんだんと沈んでいくのがベスト。便器の水は濁らない。

ここまでのまとめ

排便の回数や量、便の形状などは食べたものの影響が大きく、
毎回異なります。便秘や下痢が続くときは、
大きな疾病の可能性もあるので一度医療機関を受診しましょう。

正常な排便

- 適度な水分を含んだ歯みがき粉よりちょっと硬めの便が理想
- 排便は1日1～2回。1週間に3回以上なら正常範囲
- 直腸と肛門はいつも空っぽ
- 便が下りてくるたびに完全に排便する

⇓

- 直腸と肛門は再び空っぽになる
- 排便の際、肛門には一時的に負担がかかるが、すぐに元に戻る

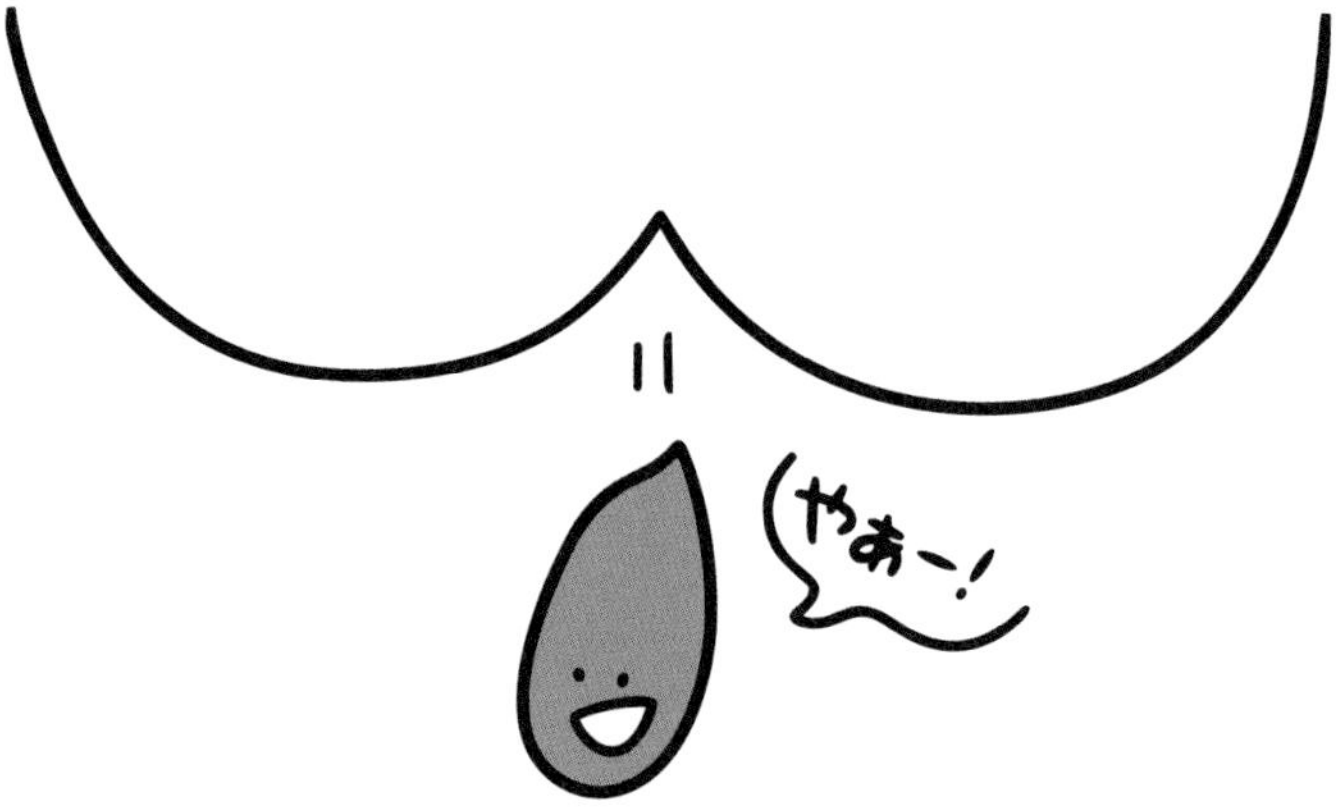

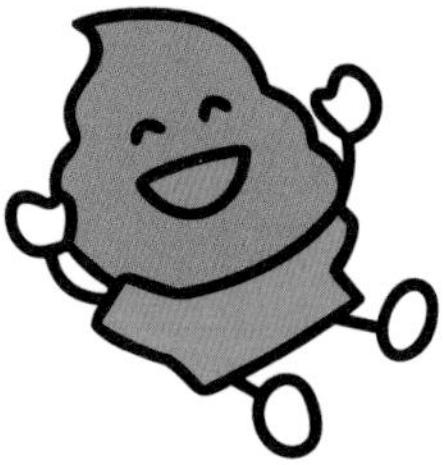

異常な排便

- 直腸や肛門に便が残っている
- 水分が必要以上に吸収されて硬くなったコロコロ便、
  反対に水分過多のドロ状、水様便。
  粘液、血液、膿などが混じった便
- 直腸と肛門が空っぽにならないので排便感覚が鈍感になる
- いっぱい便がたまっているのに排便しても全部出ない。
  残ってしまう＝出残り便
- 排便の際の腹圧で、肛門には大きく負担がかかる

⇓

- 肛門がうっ血→いぼ痔の原因に
- 肛門に傷→切れ痔の原因に
- 肛門の周囲にバイ菌→膿んで痔ろうの原因に

貯めていいのはお金だけ！

排便のタイミングは脳がコントロールしている

前述したとおり、食事などをきっかけに強いぜん動運動が起こると、便は直腸に向けて押し出されます。便の移動によって直腸の内圧が高まると、その刺激が直腸壁の神経から※仙随の排便中枢神経に伝わり、大脳皮質に伝達されます。すると、直腸に入った便の重さが刺激となって大脳に伝わり便意となります。

排便の用意が調って排泄の指令が出ると、腹筋が緊張して腹圧が加わり、肛門括約筋がゆるんで便の排泄をおこないます。反対に、排便ができない状態だと脳が判断すると、「我慢する」指令を出して肛門括約筋を緊張させて便意は消失します。

便意が起きたら我慢しない！

便意は予告もなく起こります。そのため、便意が起きてもすぐにトイレに行けないことも多く、ついつい我慢をしがちです。そうやってトイレに行くのを後回しにする「便ためトレーニング」をしていると、便意は15分もすれば消えてしまいます。

しかし、一度直腸まで下りてきた便は、出してしまわないかぎりそこに居続けます。忘れてはならないのは、便意を感じているときは、直腸と肛門はすでに排便態勢にあるということ。全部出し切って出残り便をつくらないようにするためには、この機を逃さず、トイレに行くことが大切なのです。

※仙椎の中を通る脊髄

【「便ためトレーニング」をしていませんか？】

「今はちょっと……」と、
トイレに行くのをためらう便ため習慣が、出口の便秘の原因に！

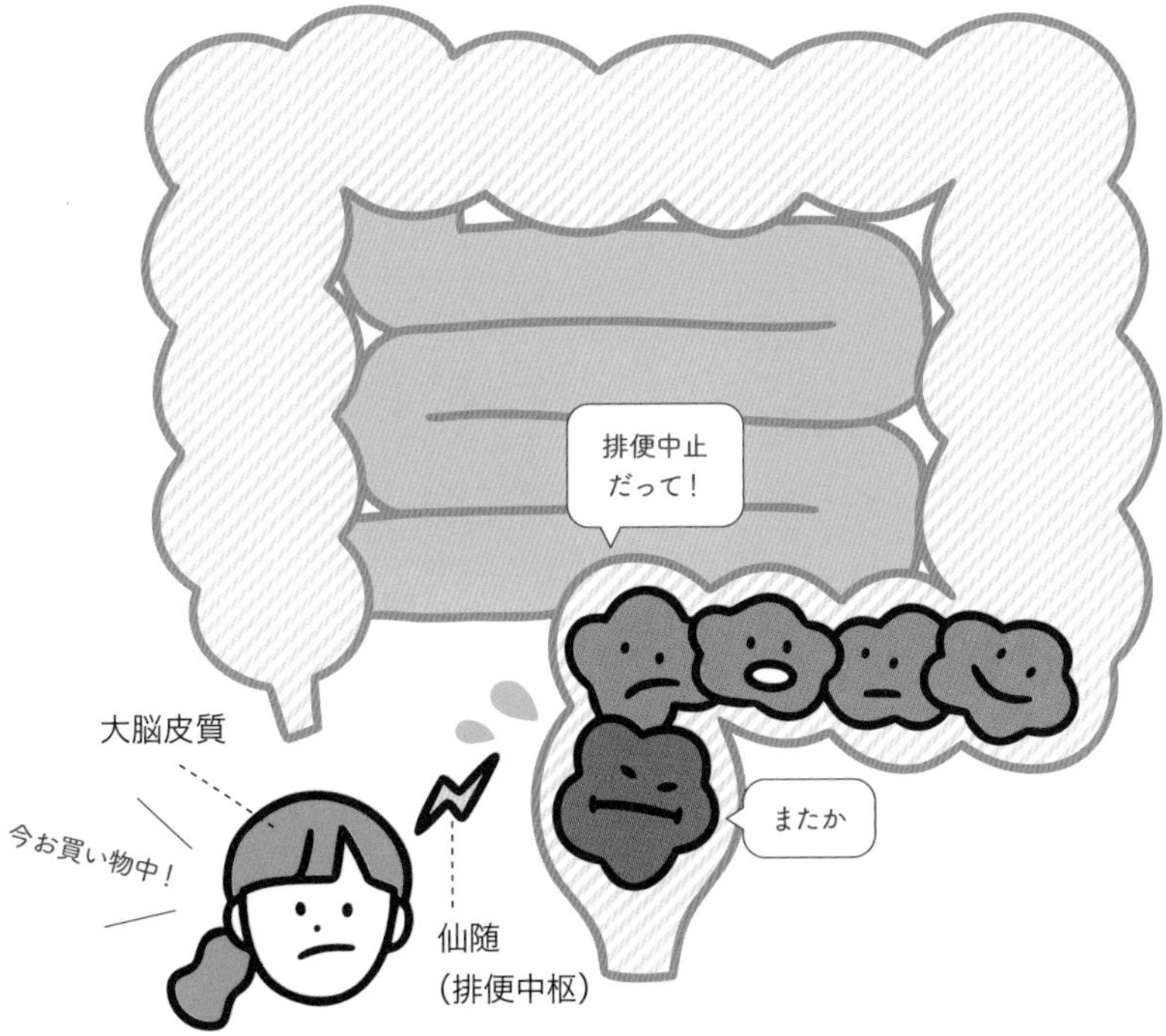

便が直腸に下りてくると、その情報が仙随にある
排便中枢から大脳皮質に伝わり、便意が起こる。
排便ができる状態かどうかによって、脳が我慢す
るか、排便するかの指示を出す。

その日の便はその日のうちに

「出口の便秘」の慢性化で便意を感じないおしりに

「出口の便秘」は、便意を我慢することから始まります。最初はわずかな便にも違和感を感じていた直腸や肛門が、何度も便意を我慢していくうちに便をためることが習慣化し、次第に「そこに便があるのに感じないおしり」＝「鈍感便秘」となっていきます。

自分ではなかなか気づきにくい性質をもつ鈍感便秘ですが、毎日排便があるのに痔などのトラブルを抱えている場合は該当している可能性が高いので要注意です。また、症状が進むと数日排便がないことも多く、「おなかの便秘だから腸活しなきゃ！」と勘違いしやすいのも特徴です。

便ため習慣によるおしりのトラブル続出

出口の便秘や鈍感便秘でもっとも多くあらわれるトラブルは、出口に残った出始めの硬い便が排便のときに肛門の皮膚を傷つける「切れ痔（裂肛《れっこう》）」です（→P.62）。そのほかにも、「キレイに拭けない問題」（→P.60）や、拭きすぎ、洗いすぎによる「温水洗浄便座症候群」（→P.48）、下着を汚す「ニセ便失禁」（→P.42）や「かゆみ」（→P.70）、便が硬くなり痛くて排泄が困難になる「便栓塞《べんせんそく》（糞詰《ふんづ》まり）」（→P.52）など、さまざまな症状の誘因となります。こうしたトラブルを予防するためにも、まずは便ため習慣を自覚し、出残り便をつくらないようにしましょう。

【たまっているのに感じないカラダに】

便ため習慣が定着すると「便の感知力」が低下して、
便意を感じにくいカラダになってしまう。

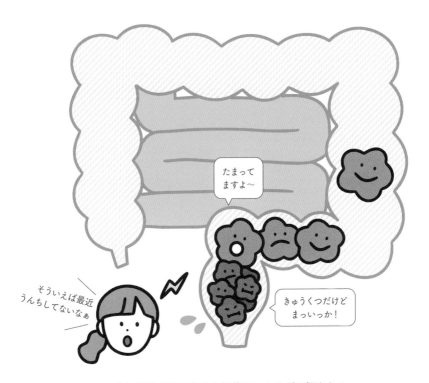

常に出残り便を抱えた状態は、カラダに便をためるトレーニングをさせているということ。カラダは次第に排便のサインを出さなくなる。

便秘の始まりは学校生活

小学生の5人に2人は便秘予備軍!?

日常的に「便ためトレーニング」をしているのは、大人だけではありません。NPO法人日本トイレ研究所の調査では、学校で排便をしたくなったとき「よく我慢する」「ときどき我慢する」と答えた小学生は約半数で、小学生の5人に2人は便秘予備軍であることがわかってきています。

とくに便秘傾向は、5年生、6年生に強く見られます。それには、「友だちに知られたくない」「友だちにからかわれる」など、人の目を気にする思春期の子ども特有の原因や、「落ち着かない」「休憩時間内で間に合わない」といった、排便環境の問題が関係しているようです。

精神的にも影響が大きい子どもの便秘

成長期の子どもの場合、排便機能が大人並みになるのは、小学校高学年くらいといわれます。小さなうちから便秘が続くと排便機能をうまく育てることができず、一生便秘体質になってしまうことも。また、精神的にも悪影響を及ぼします。イライラや多動、集中力の欠如から学習障害の原因になるほか、ひどい場合には家庭内暴力に発展することもあります。

実際に、便秘をきちんと治療することで、それまで落ち着きのなかった子が物事に集中できるようになったケースもあります。慢性化する前に、親が子どもの排便の様子や状態に注意を払うことが大切です。

【小学生の半数が「学校でうんち」しない】

「学校のトイレでうんちしたくなったとき、我慢することはありますか?」という問いに対し、5年生、6年生では「よくある」、または「ときどきある」と答えた生徒が半数近くいることがわかった。

	よくある	ときどきある	ほとんどない	まったくない
1年生	13.2%	25.7%	38.3%	22.8%
2年生	7.8%	31.3%	39.2%	21.7%
3年生	7.8%	33.5%	40.7%	18.0%
4年生	6.6%	33.7%	39.8%	19.9%
5年生	8.4%	39.5%	35.9%	16.2%
6年生	4.2%	40.7%	37.7%	17.4%

【トイレを我慢する理由】

「学校でトイレを我慢する理由は何ですか?」の問いに「友だちに知られたくない」「落ち着かない」「休憩時間内で間に合わない」などが上位を占め、ゆっくりと排便できる環境が不足している状況が垣間見えた。

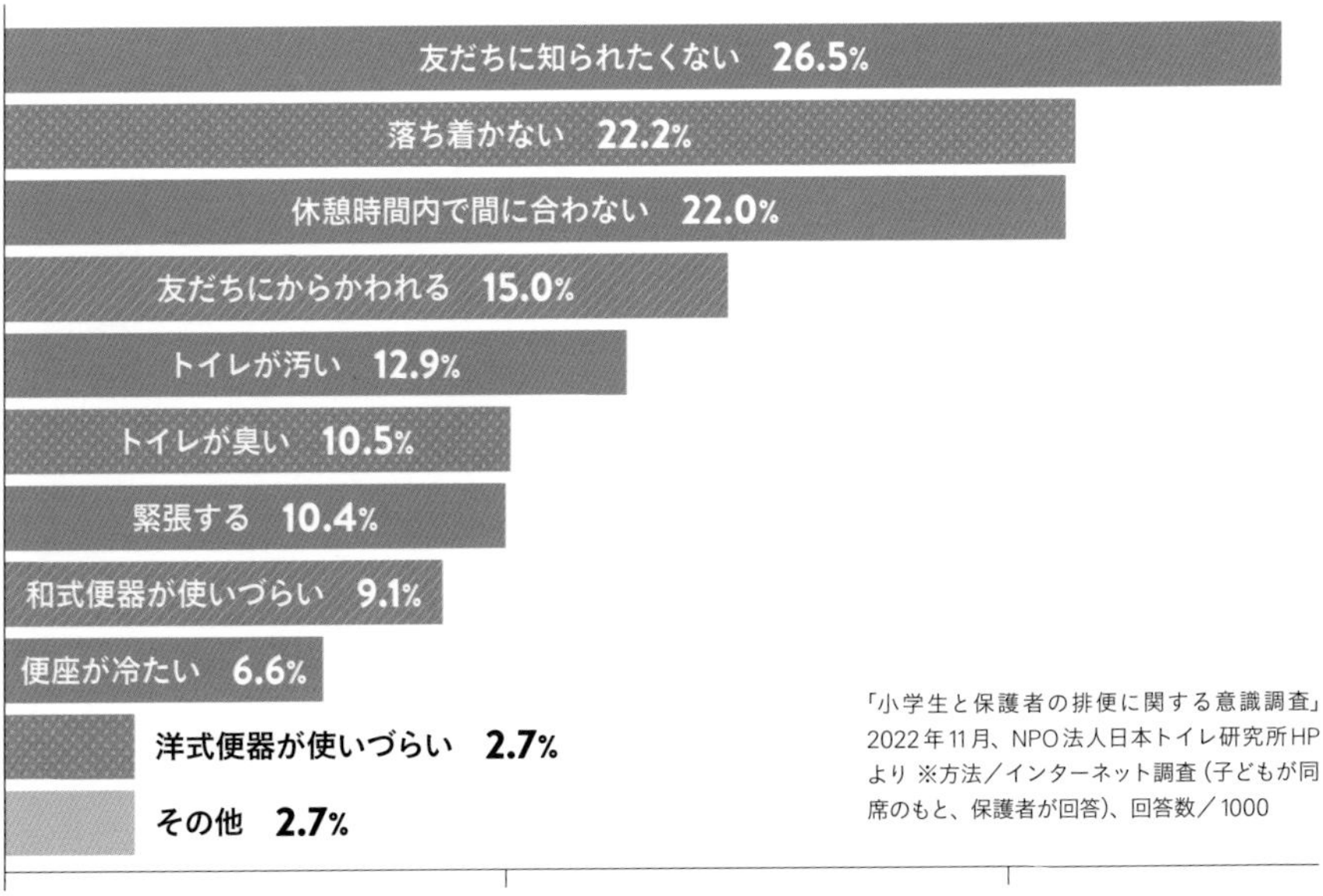

「小学生と保護者の排便に関する意識調査」2022年11月、NPO法人日本トイレ研究所HPより ※方法/インターネット調査(子どもが同席のもと、保護者が回答)、回答数/1000

下痢じゃなくて便秘ですよ

腸のがんばりすぎが便秘なのに下痢を招く

便秘とは反対に、「おなかがゆるい」「便秘と下痢をくり返す」といった問題を抱えている人も多くいます。実はこれも、出口の便秘が原因の可能性があります。

「第二の脳」ともいわれ、多くの神経細胞をもつ腸は、脳の指令がなくても独自にはたらくことができる器官です。そのため、出口に便が詰まっていても、腸の自己調節機能によって便を出そうとします。また、出残り便があると、それを感知した腸が便を出し切ろうとして過剰にはたらき、その結果、水分が十分に吸収されないままのゆるい便が、出口にある硬い出残り便をすり抜けて出てしまうことがあるのです。

間違った下剤の利用が下痢の原因に

出口の便秘の人に下痢が多いのは、出口に原因があることに気づかず、「おなかが張る」「ガスが増えた」「排便後もスッキリしない」などの症状から、おなかの便秘だと思って下剤に頼ることにあります。大腸は問題なく便をつくって運んでいるのに、下剤で無理矢理押し出してしまっているケースです。しかも、肝心の出残り便には下剤が効かないので、直腸に残った便のすき間からゆるい下痢便がもれ出たりします。下剤を飲むと「おなかばかりが痛くなって、ちっとも出ない」「出るには出ても、出始めが硬くて排便するときに痛い」という人は、出口の便秘の可能性が高いです。

【硬い便＋下痢のしくみ】

出口の便秘や鈍感便秘の人が下剤を使うと、
便秘に効果がないまま、下痢になることも。

case①

出残り便は出ず
ゆるい便がすき間から出る

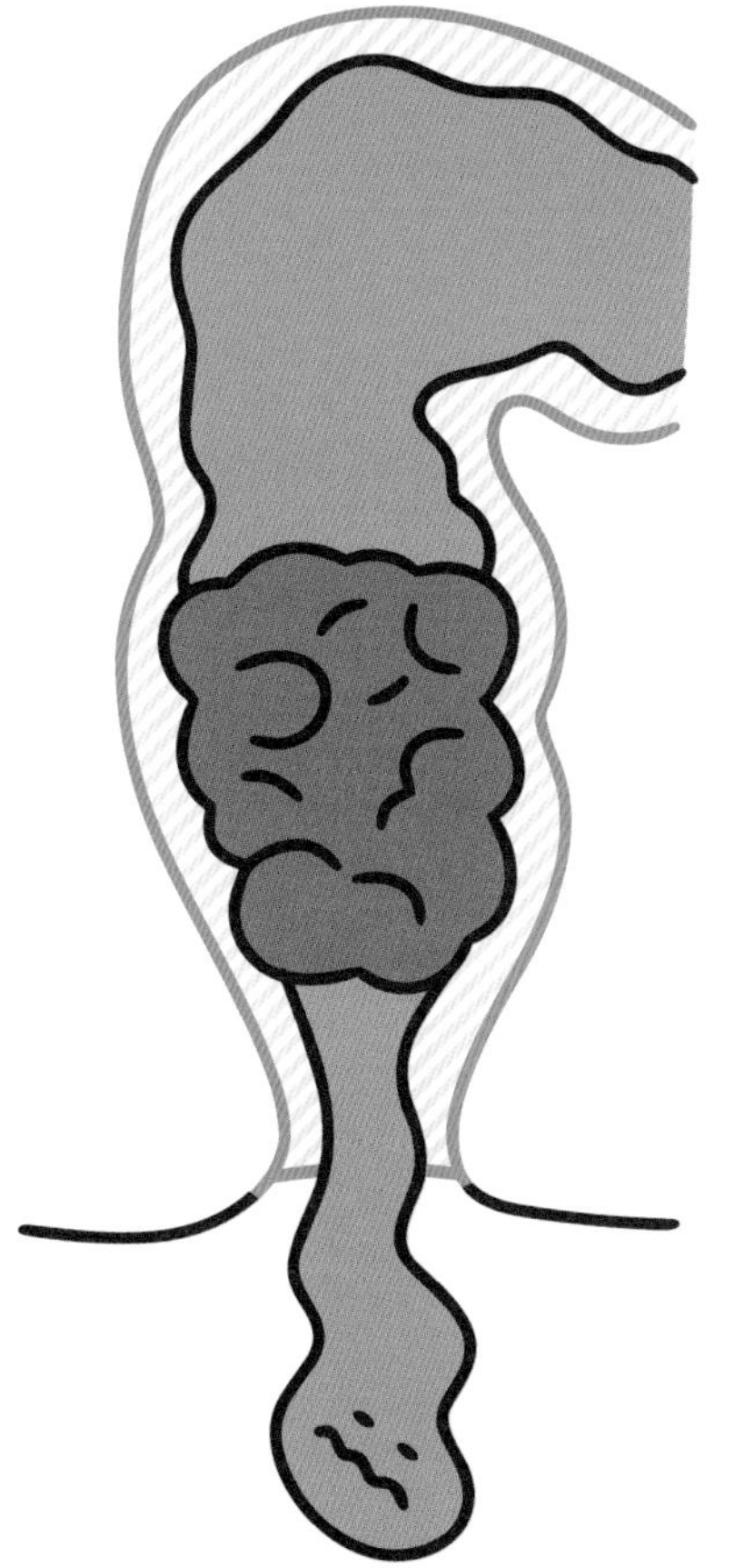

直腸にある出残り便はそのまま、下剤でゆるくなった便だけが結腸から下りてきて、すき間から出る。

case②

出残り便が水と出て
そのすき間からゆるい便が出る

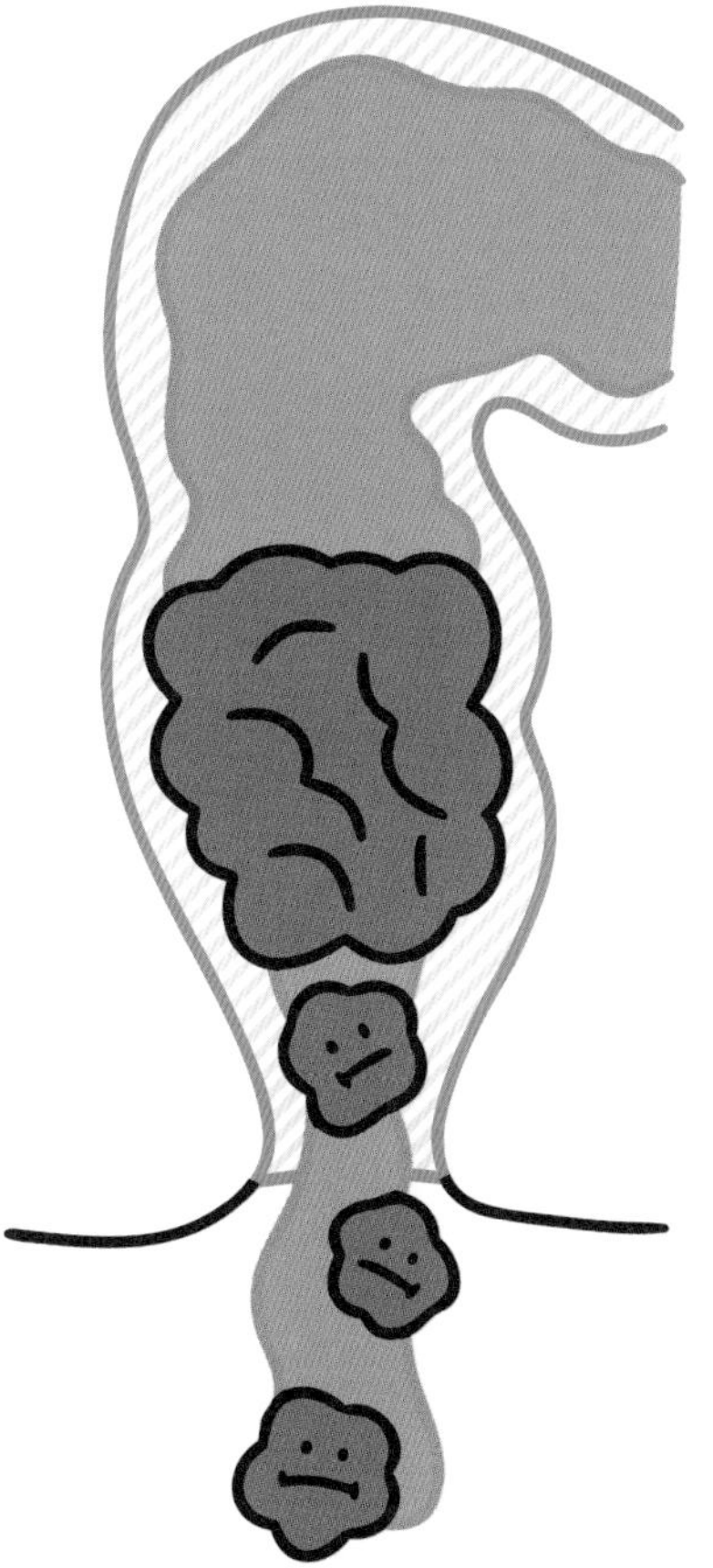

下剤でゆるくなった便が出残り便を押し、出残り便の一部とゆるい便が一緒に出るが、出残り便は出し切れずに残る。

おならが臭いのは出口の便のせい

おならが臭うのは腸内の悪玉菌が原因

腸には通常約200㎖、コップ1杯ほどのガスが存在します。そのうちの約7割は食事や会話の際に口から飲み込んだ空気で、ニオイはありません。おならのニオイは、おもに腸内細菌によって食物が分解される際に発生するガスが原因です。善玉菌が食物繊維をエサとして発酵させたガスは、二酸化炭素が中心でほとんど無臭ですが、腸内環境の悪化によって増殖する悪玉菌のひとつ、ウェルシュ菌などがたんぱく質を分解すると、アンモニアなどのニオイ成分を発生させます。これらは少量でも強いニオイを発するため、おならが臭くなる原因となります。

おならだけでなく汗や口のニオイにも注意！

1日に出るおならの回数は、食事によって変わりますが、平均して5〜6回ほど。それ以上かつ、「ニオイおなら」が出る場合は、腸内細菌のバランスがくずれているサインかもしれません。とくに、出口の便秘の場合は、出口にたまっている便のニオイを引き連れて出てくるため「ニオイおなら」となります。

さらに、ニオイのついたガスが直腸壁から吸収されて血中に入るので、汗や呼気となって排出されると汗や息も臭くなります。おならだけでなく、汗や口臭など、ニオイで悩んでいる人は出口の便秘を疑ってみてください。

【おならがもれるのも、出残り便があるから】

普通、おなかの中のガスと吸収・排出されるガスはほぼ同量。
このバランスがくずれて腸内のガスが増えると、
おなかが張ったりゴロゴロ鳴ったりする「腹部膨満感」につながる。

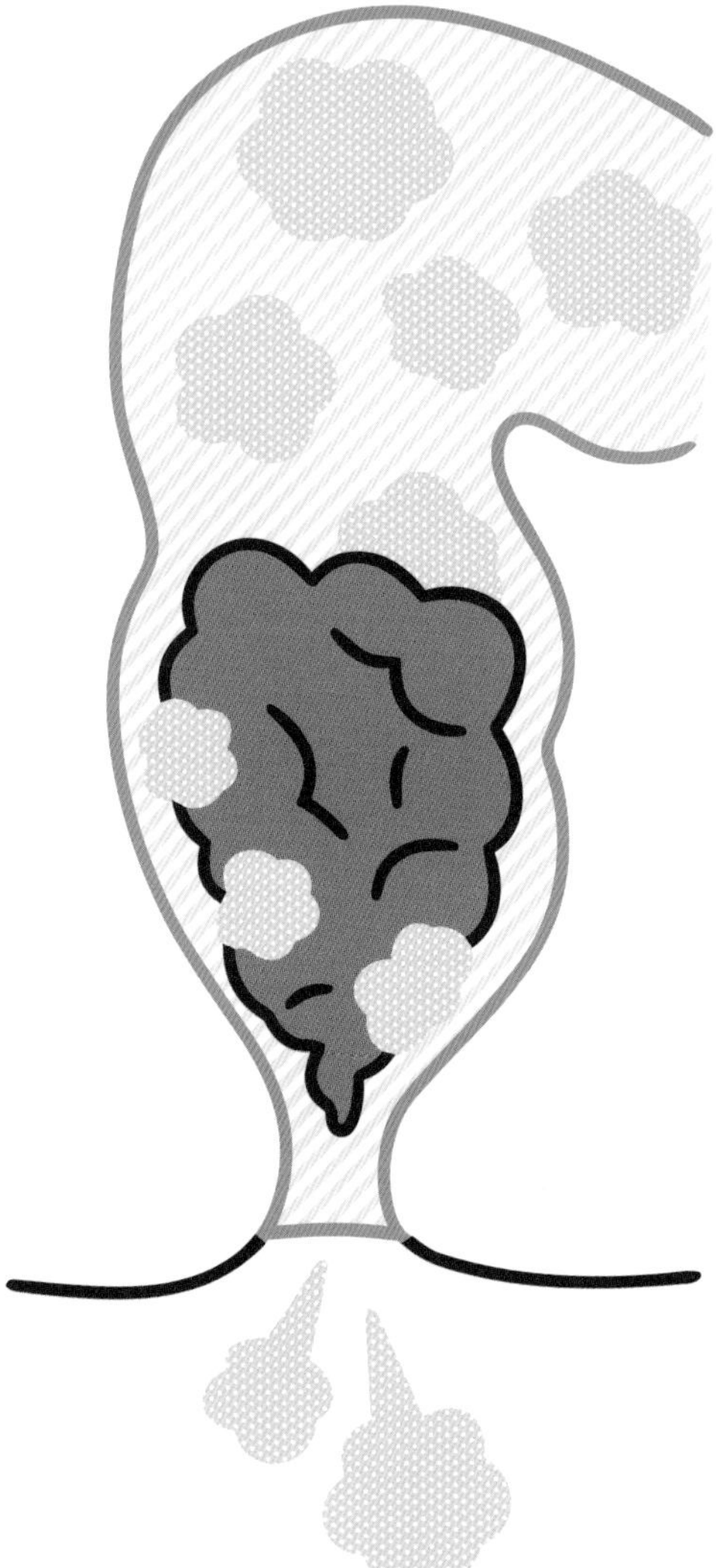
ガスは軽いので
腸のほうに上がっていき
おなかが張る原因に！

おなかのガスの成分は、99%が窒素、酸素、二酸化炭素、水素、メタンで構成され、ニオイはほとんどない。おならが臭いのは、1%のニオイ成分と、出口で出残り便のニオイを引き連れて出てくるから。

おならをすると下着が汚れる！

困ったその症状も出残り便が原因かも!?

「下着に便がつく」、「おならをすると便が出る」といった予期せぬ便もれ（便失禁）の悩みを抱えている人が増えています。便のニオイが気になって人づきあいが悪くなったり、仕事や勉強に集中できないなど、さまざまな悪影響を引き起こします。

しかし、筋力の低下している高齢者でも、痔や病気でもなく、このような症状がある場合は、便失禁ではなく「ニセ便失禁」かもしれません。出残り便があると肛門にも便が挟まった状態となることがあり、下着を汚しやすく、おならのような少しの刺激でも便が外に出やすくなって、便もれ事件が起きてしまうのです。

カラダを動かした瞬間に便がポロリ！

肛門は、排便時以外は「肛門括約筋」によって便が外にもれないようにしています（→P.50）。しかし、肛門括約筋は常に一定の力で締まっているわけではなく、便が近くまで下りてくると反射的にゆるむように、締まりがきつくなったりゆるくなったりしています。

まれに、締まりがゆるくなった瞬間に出し切れずに肛門に挟まっていた便がヒョイと外に出て、下着を汚すことがあります。これが、「ニセ便失禁」の真相です。便がもれるのは必ずしも肛門の締まりがゆるいわけではなく、肛門の締まりが正常な人にも起こりうる問題です。

【ニセ便失禁による負の連鎖】

たとえ「ニセ」でも、便もれは人に相談しづらいセンシティブな問題。

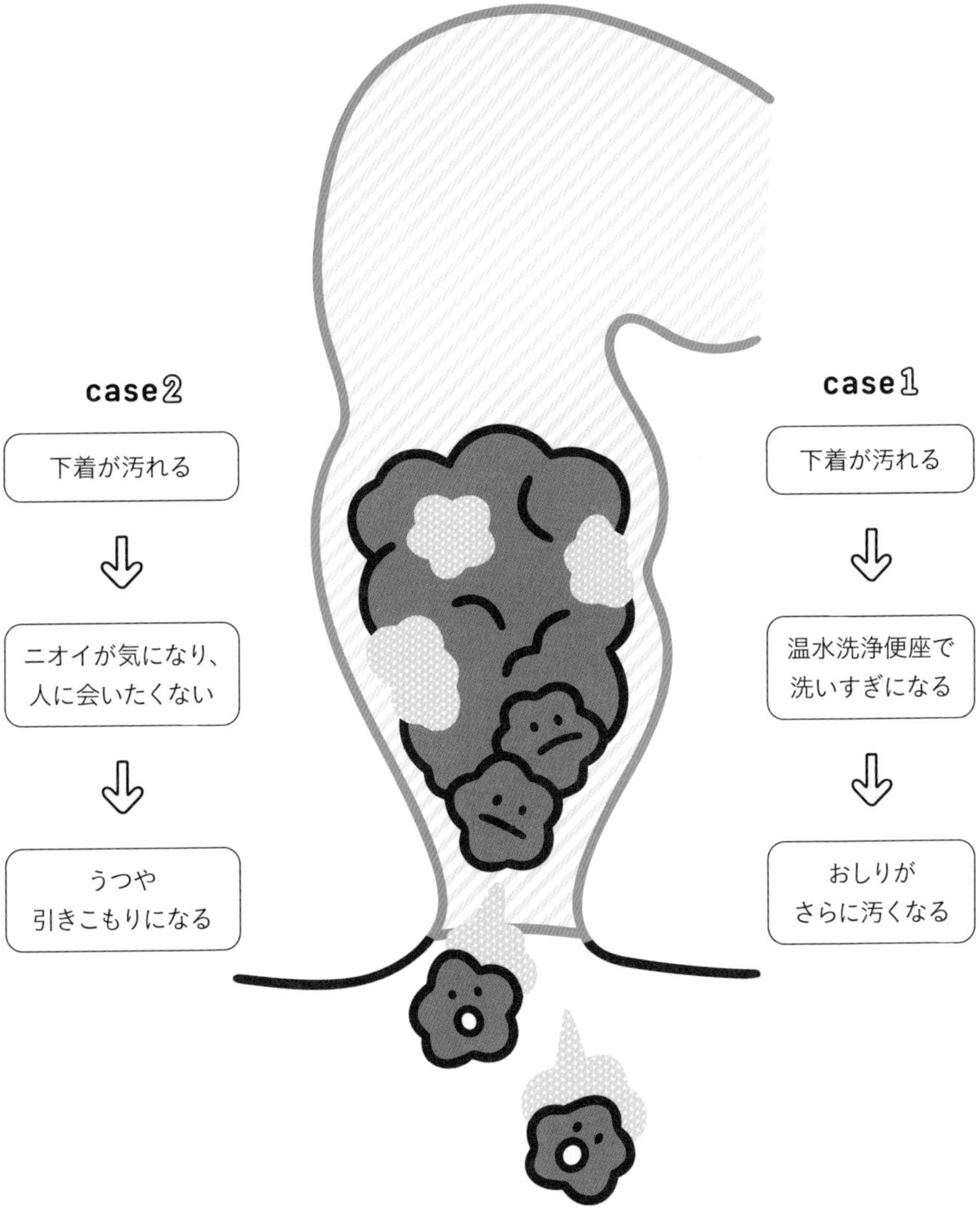
case2
下着が汚れる
ニオイが気になり、人に会いたくない
うつや引きこもりになる
case1
下着が汚れる
温水洗浄便座で洗いすぎになる
おしりがさらに汚くなる

うんこが落ちてる事件のまとめ

肛門に異常がなければ「ニセ便失禁」です

ニセ便失禁の特徴は次のとおりです。

・下着の汚れは排便の後に起こりがち

・トイレに入って肛門を拭くたびに便がつく

・おならをすると下着が汚れることがある

「ニセ便失禁」という言葉は正式な医学用語ではなく、患者さんにわかりやすく説明するために私がつくった造語です。おしりのトラブルの中でもニオイを気にして人知れず悩んでいる人の多い問題です。

自分では気づきにくい出口の便秘が原因で、長年このニセ便失禁に悩む人も多いです。気になるときは恥ずかしがらずに肛門科を受診してください。

ニセ便失禁の原因は3つの便通異常

ニセ便失禁の原因は、おもに3つの便通異常です。

最初の2つは出口の便秘と鈍感便秘です。自身の便秘を自覚していない人が多いことは述べましたが、とくに鈍感便秘の場合では、便を何日分もため込み、硬くなった便が肛門で詰まっていることもあります。新しい便がその脇からあふれ出した状態を便もれと勘違いする人もいます。

3つめは、便秘を改善するための下剤の乱用です。P.38で触れたように、出口の便秘なのにおなかに効く下剤を飲めば、腸が過剰にはたらいて下痢になり、便もれを起こすこともあるのです。

【ニセ便失禁の原因】

肛門の締まりには問題がないのに便失禁のような症状を起こす
「ニセ便失禁」の三大原因とは。

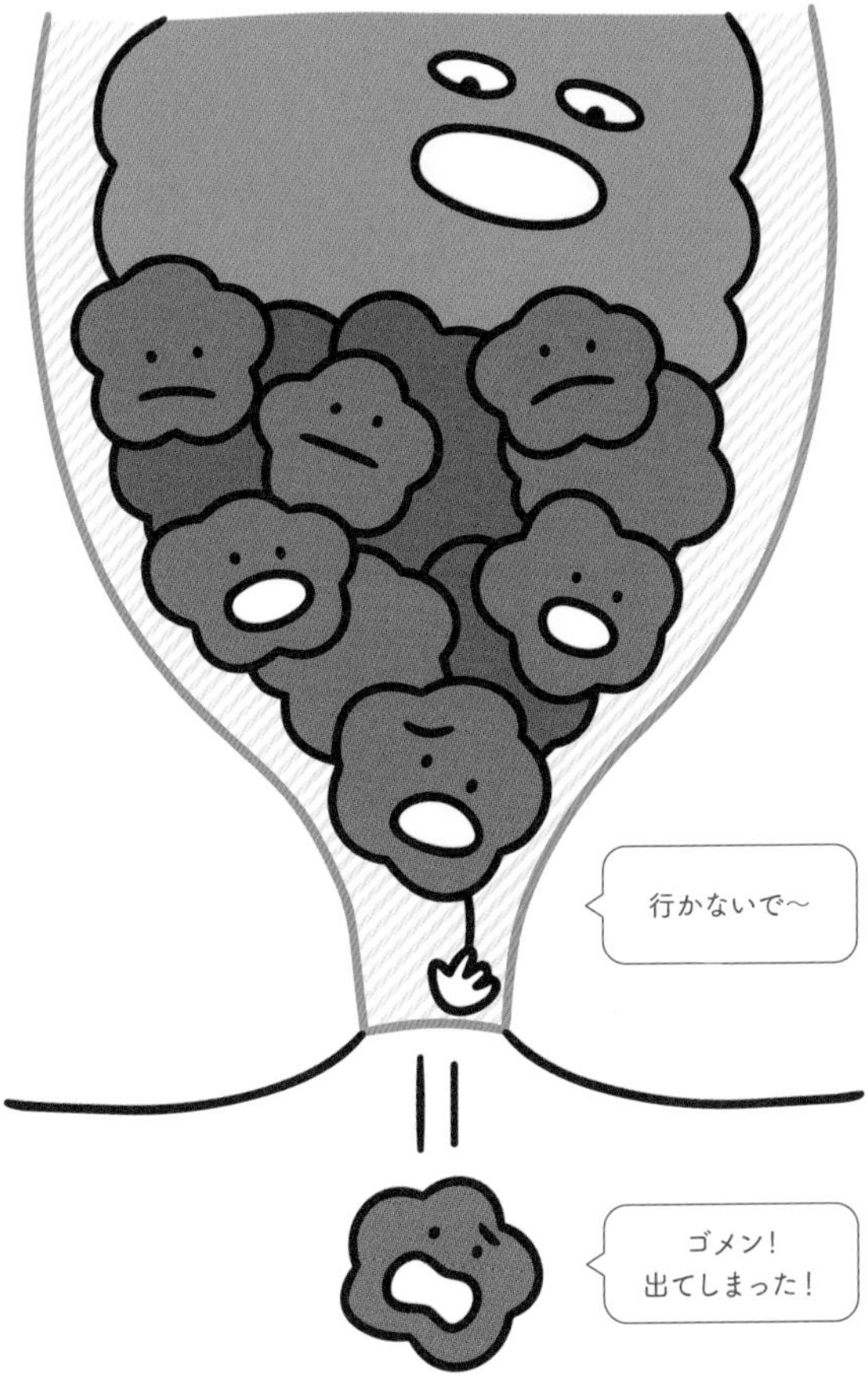

1

出口の便秘

毎日排便があっても、1日に何度排便があっても、空っぽにならずに中に出残り便が残っていたら「出口の便秘」。

2

鈍感便秘

便がたまっているのに便意がない、あるいは便意が弱く、いきんでも出ないなど、直腸と肛門の感覚が鈍った状態。

3

下剤の乱用

市販薬や医師から処方される下剤だけでなく、下剤成分が入っている健康食品やお茶を愛飲、乱用している。

「食べたらすぐに便が出る」は便秘

食べたものはすぐには消化されない！

出口の便秘の人の中には、毎日どころか食事をするとすぐに便通がある、という人がいます。もちろん、そういう人は自分が「便秘」とは夢にも思っていませんし、それどころか、「食べたらすぐに出てくるほどの快便」だと思い込んでいたりします。

しかし、そもそも小腸の長さは約４ｍ、大腸も1.5ｍくらいはあるので、食べたものが消化と吸収をおこないながら移動するだけでも時間がかかります。食事の量や内容にもよりますが、どんなに消化のよい食べものでも排泄までに6時間以上はかかり、食べたものが便となって出てくるのは通常1～2日後です。

毎日便が出ていても痔の人は要注意！

食べてすぐに排便があるのは、前日の便が出切らずに出残り便がある可能性が高いです。そのためか、「毎日排便があるのに痔」という人が多いのです。本人は「便秘でもないのに」「快便なのに」と不思議がっても、診察をすればしっかりと出口(直腸や肛門)に便が残っています。もちろん、同じように1日に何度も便が出ていても、痔のない人もいます。こういう人は、毎回全部排便できているので当然、排便後の出口は空っぽです。排便の回数にかかわらず、痔がある人や細い便がチョロチョロと何回にも分けて出ているような人は、出口の便秘を疑ってみましょう。

【食べものの消化から排泄までは6〜24時間】

食べものの消化は、それぞれの部位で数時間ずつかかるので、
食後すぐには排便できない！

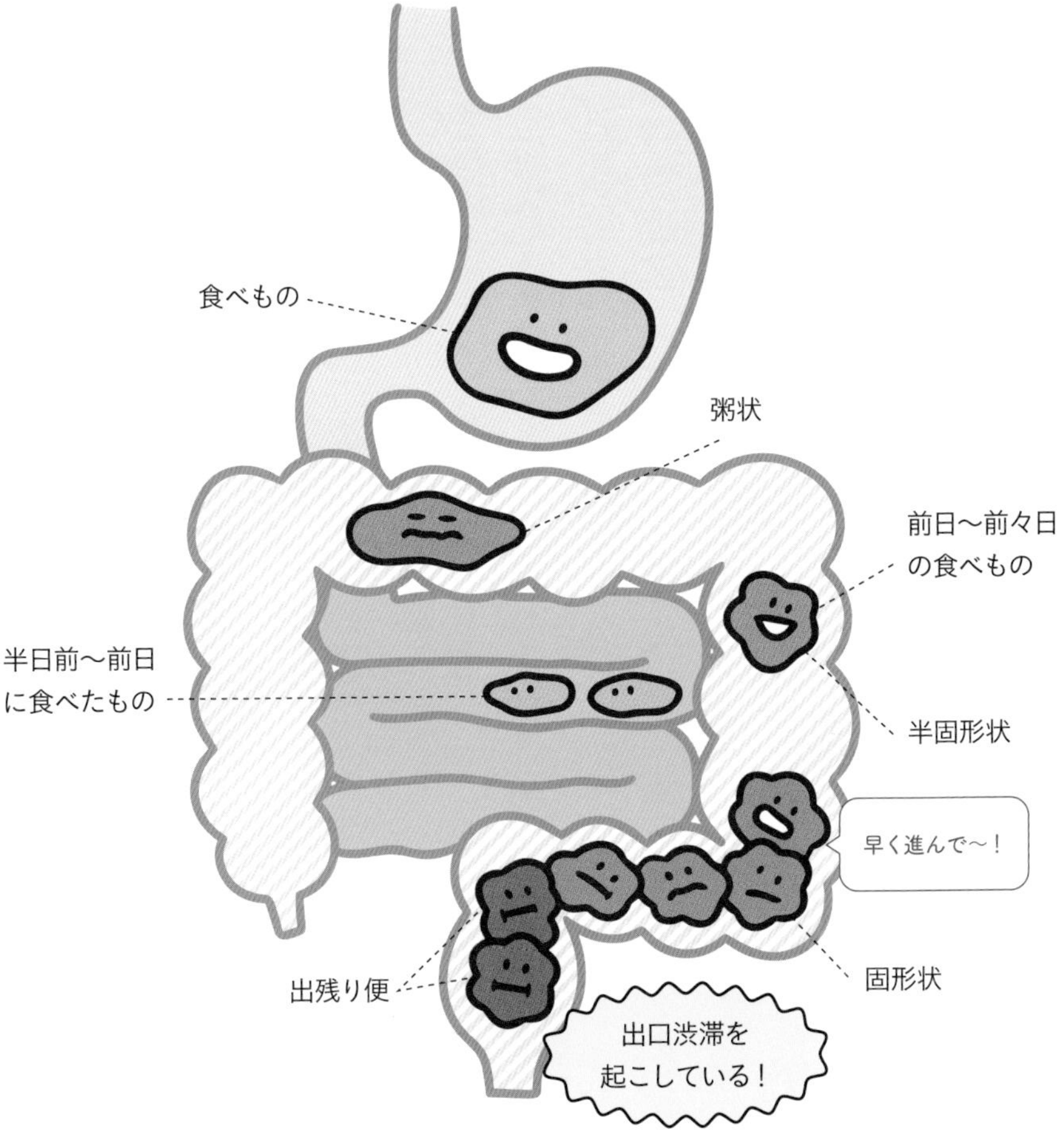

食後すぐに便意があったり、1日に何度も排便がある場合は、直腸や肛門で出残り便が出口渋滞を起こしている可能性がある。

便汁で下着が汚れる件

温水洗浄便座で便汁を製造しないで

「下着が便で汚れる」という人の中には、便というよりも便と水が混ざった「便汁」が原因となっていることがあります。便汁とは、排便後におしりを拭いてもキレイにならず、温水洗浄便座を使って念入りに洗ったときに温水が肛門の中にまで入ってしまい、中の出残り便と混ざってもれ出てしまったものです。そして、まさか温水洗浄便座の水が原因とは思わず、便失禁だと思って病院にやってきます。しかし、いざ診察してみると、ほとんどの人は肛門の締まりに問題はなく、痔などもありません。出残り便をしっかり出し切れば下着の汚れもなくなります。

おしりの洗いすぎで温水洗浄便座症候群に!?

温水洗浄便座の水は便汁となるだけでなく、デリケートな肛門の皮膚を傷つけてさまざまなトラブルを引き起こします。出残り便がある人は、温水洗浄便座の水で肛門を刺激して硬くなった便を出そうとしたり、下着を汚さないように必要以上におしりを洗ったりしています。すると濡れた紙が皮膚についてかゆみを起こしたり、肛門のまわりの皮膚がただれる「肛門周囲皮膚炎」や、肛門縁の皮膚が切れる「切れ痔」の原因となったりします。そして、おしりに当たる水の刺激に慣れて、温水洗浄便座がないトイレでは排便できない「温水洗浄便座依存症」になってしまいます。

【温水洗浄便座の強い水圧に注意】

温水洗浄便座によるおしりの洗いすぎは、
肛門を傷つけるだけでなく、さまざまなトラブルの原因に。

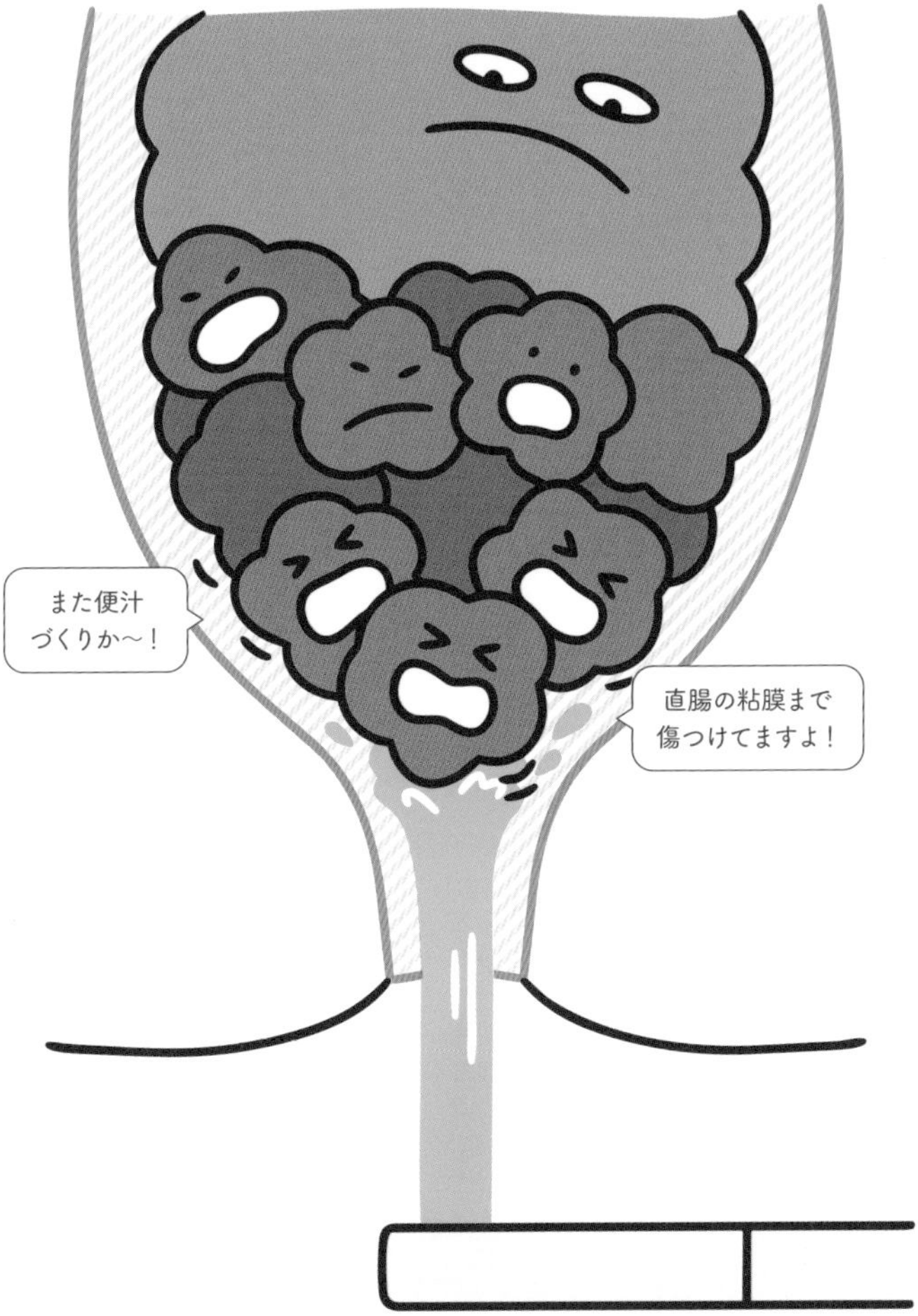

直腸の粘膜が傷つくと、排便反射がうまく脳に伝わらず、次第に便意が起こらなくなってしまう。

本当の便失禁はもっとやっかい

高齢者のＱＯＬを低下させる便失禁

「自分で便を出さずに留めておこうとしても、便が肛門からもれ出る便失禁」（日本大腸肛門病学会ＨＰより）は、筋力の衰えたシニア世代に多い悩みのひとつです。加齢による排泄力の低下や分娩、手術による括約筋の損傷によって、肛門の締まりもゆるくなったことが原因です。個人差が大きく、誰もが経験するわけではありません。

　便失禁が起こると失敗するのを恐れてナプキンやオムツをあてたり、ニオイがもれるのを恐れて外出や人に会うのを控えるようになったり……と、生活にも影響を及ぼし、本人のＱＯＬ（生活の質）を著しく低下させてしまいます。

二重に肛門を守る肛門括約筋

肛門は、骨盤底筋群の中の２つの筋肉によってしっかり閉められています。自律神経によってコントロールされた不随意筋の「内肛門括約筋」と、自分の意思で締めることができる随意筋の「外肛門括約筋」です。内肛門括約筋は、直腸に便が送られると自然にゆるんで排便の準備をおこない、外肛門括約筋は、内肛門括約筋がゆるんでも環境が調うまでは肛門を閉めて便を出さないようにしています。

　さらに、便を出すはたらきの肛門とも協力しあって機能しており、どちらか一方、あるいは両方がうまくはたらかなくなると、便失禁が起こります。

【排便のしくみを支える肛門括約筋】

快便のために重要な役割を果たしている肛門括約筋。
そのはたらきを確認しておこう。

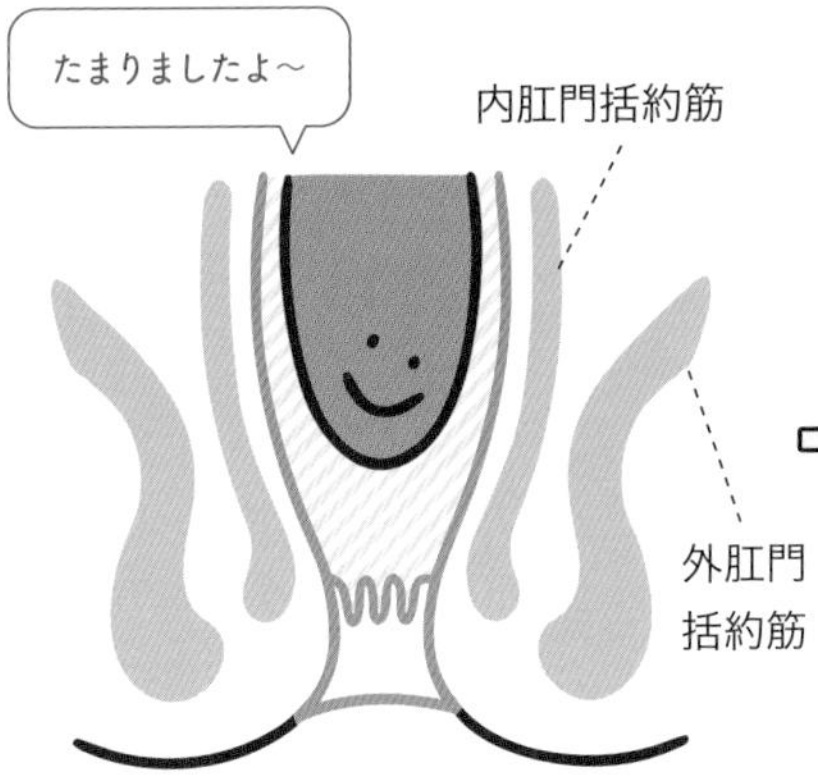

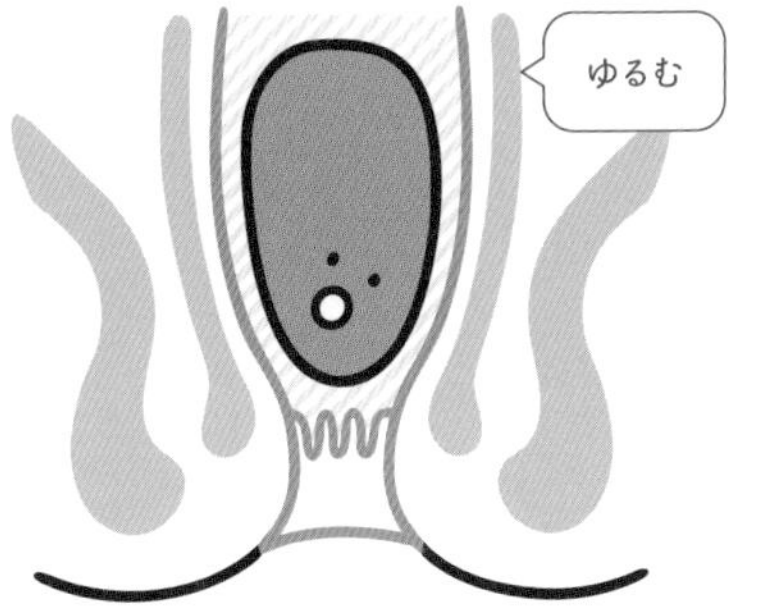

1 大腸でつくられた便が直腸にたまると、情報が脳に伝わって便意が起こる。

2 腸の内圧が高まり、自律神経がコントロールする内肛門括約筋がゆるむ。

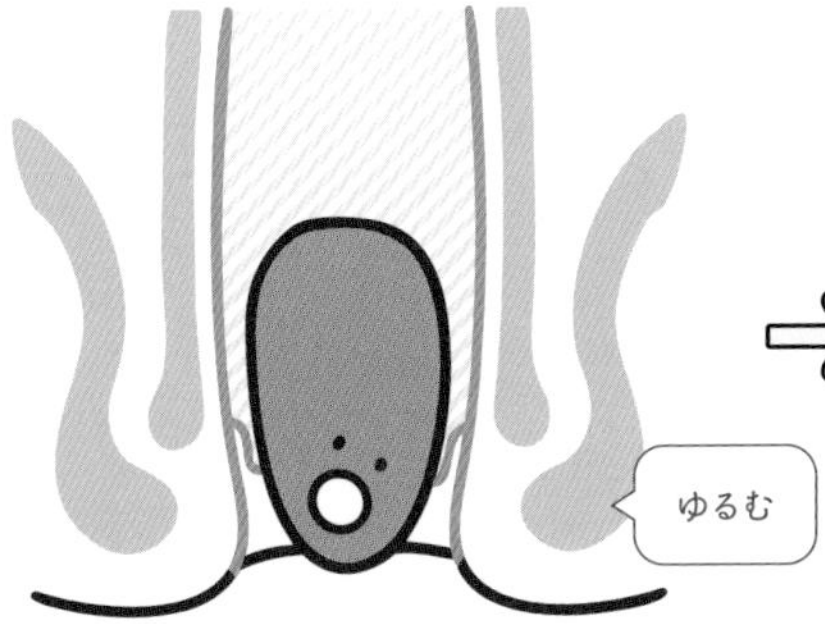

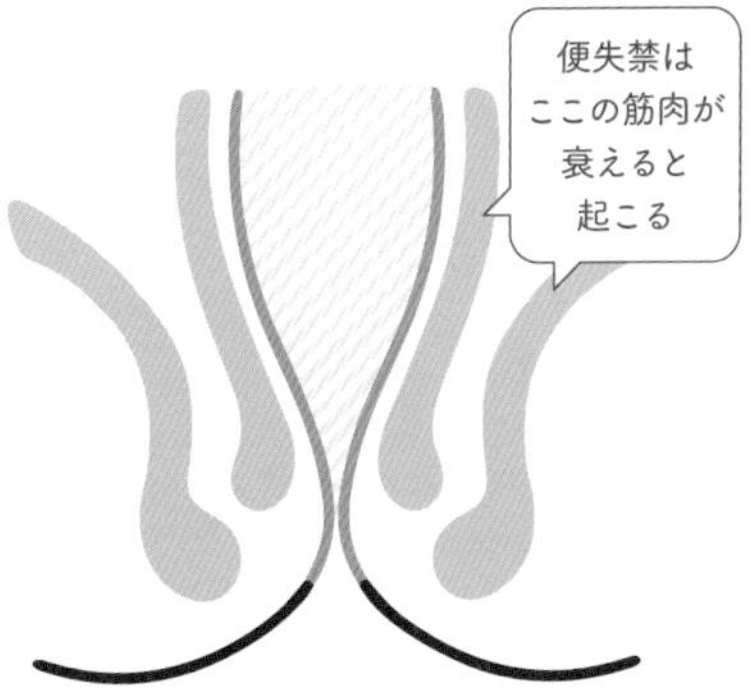

3 排便の用意が調うと、大脳から排便の指示が出て外肛門括約筋がゆるむ。同時にいきみなどで腹圧が高まることで肛門が開き、便が排出される。

4 排便を終えると内外の肛門括約筋が締まって、次の排便時まで便を外に出さないようにする。

「糞《ふん》詰《づ》まり」は便栓塞《べんせんそく》という疾患

出口の便秘↓鈍感便秘↓糞詰まりの連鎖

「出口の便秘↓鈍感便秘」という負の連鎖が続いているおしりでは、便がどんどん大きな塊となっていきます。その先に起きるのが「便栓塞」、いわゆる「糞詰まり」という疾患です。おなかが張って痛くなり、ひどくなると食欲がなくなり、吐き気をもよおします。強い便意がきても、激痛で排便が困難になることもあります。

　そうした症状を自覚できたらまだいいのですが、大きな硬い便をすり抜けて新しくできた軟らかい便が毎日少しずつ出る人も。そういう人は、便栓塞はもちろん、便秘にすら気づいていないので、後々、とってもやっかいなことになります。

糞詰まりに下剤や浣腸は効かない

便栓塞になるほど肛門で〝成長〟した出残り便に、通常の下剤や浣腸は効きません。薬を使っても硬くなった便の表面を溶かす程度で、塊を出すことはできないのです。しかも、硬い便が肛門を傷めるために排便を我慢するようになり、出残り便はますます大きくなっていきます。すると直腸のセンサーがマヒし、便意もますます起こりにくくなります。

　こうなると心配なのは、便による圧迫や刺激によって直腸の内壁に潰瘍をつくったり、腸閉塞を起こしたりすること。単なる「糞詰まり」と簡単に考えず、受診して「摘便《てきべん》」してもらうことが大切です。

【テニスボール大の便が詰まっていることも！】

出口の便秘や鈍感便秘を放っておくと、
肛門の中で便の塊が大きくなって出られなくなる!?

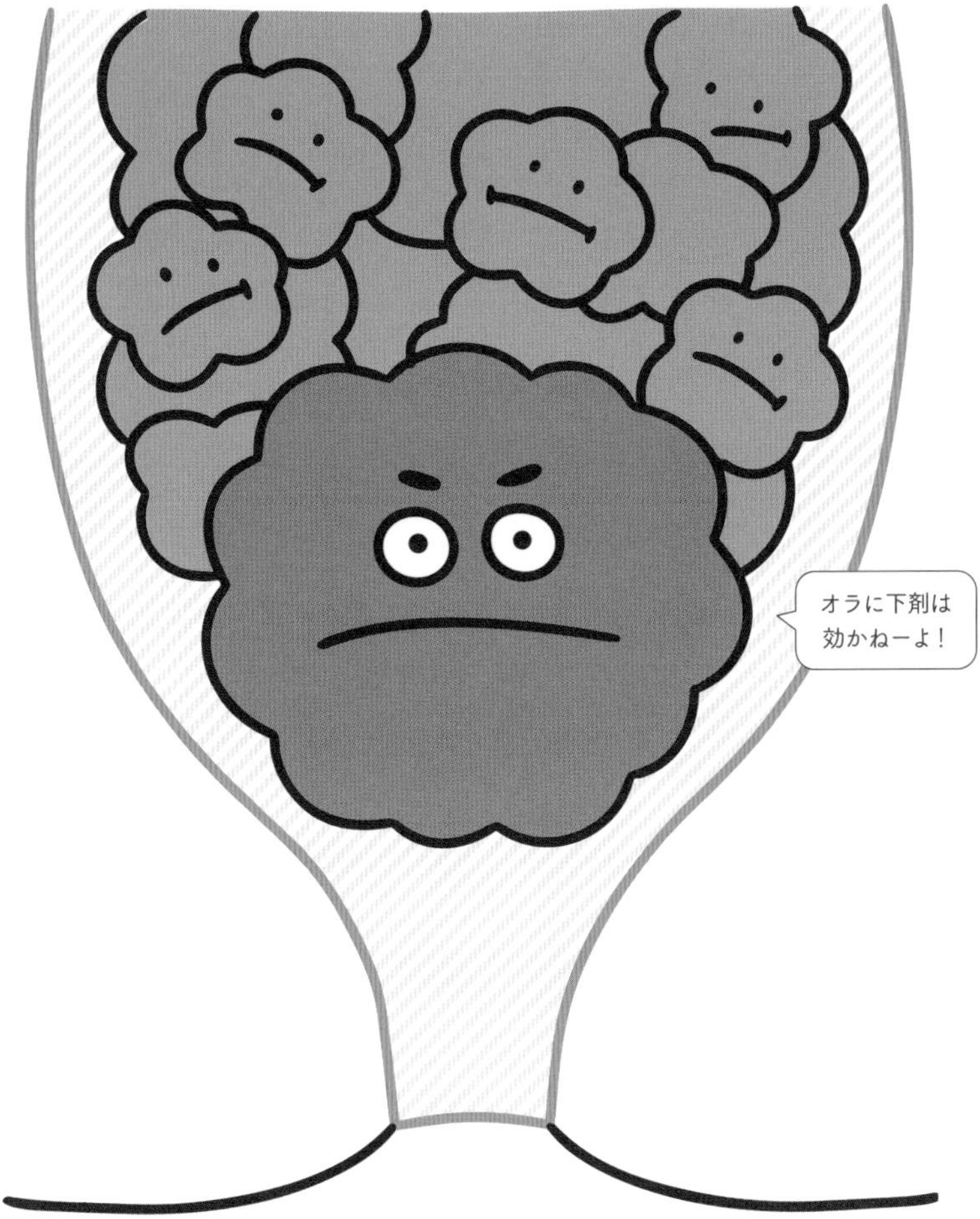

肛門に残った出残り便は、時間とともに硬く大きくなり、常に便があるため便意を感じにくくなる負のスパイラルに。ときには肛門の壁が伸びきってテニスボール大の便が出口を塞いでいることもある。

摘便注意報を発令します！

摘便は立派な医療行為、絶対に真似してはダメ！

摘便は、便栓塞などで自然排便が困難な人の肛門から指を挿入し、便を掻き出す医療行為です。ひどい便栓塞では、浣腸が逆流するほど大きな便が肛門を塞いでいることもあります。このような場合は、硬くなった便を指でほぐしながら掻き出す摘便で、詰まりを解消するしかありません。

内科などでは看護師がおこなうことも多いようですが、肛門科では医師がおこなうのが一般的です。

便栓塞の不快感から、時折自分で摘便を試みる人がいますが、出血の可能性や直腸の腸壁を傷つけたりする危険もあるため、絶対にしないでください。

「迷走神経反射」によるめまいやふらつきも

まれに、摘便後にめまいやふらつきなどで起き上がれなくなる人もいます。これは「迷走神経反射」という自律神経の反射によるものです。迷走神経反射は、痛みや緊張、ストレスなどによって副交感神経が活発になり、血圧の低下や脈拍数の減少などが生じる現象です。個人差がありますが、年齢に関係なく起こり、若い人でも一気に便を出した後に気分が悪くなったり、吐き気をもよおしたりすることがあります。そのため、摘便の前後には血圧の変化にも注意します。なお、迷走神経反射はまったく出ない人もいますし、徐々に慣れて起こらなくなるケースもあります。

【「便栓塞＝糞詰まり」のしくみ】

鈍感便秘が続いて直腸の排便反射が弱くなると、
直腸にたまった硬い便が蓋をして、便を出したくても出ない「糞詰まり」になる。

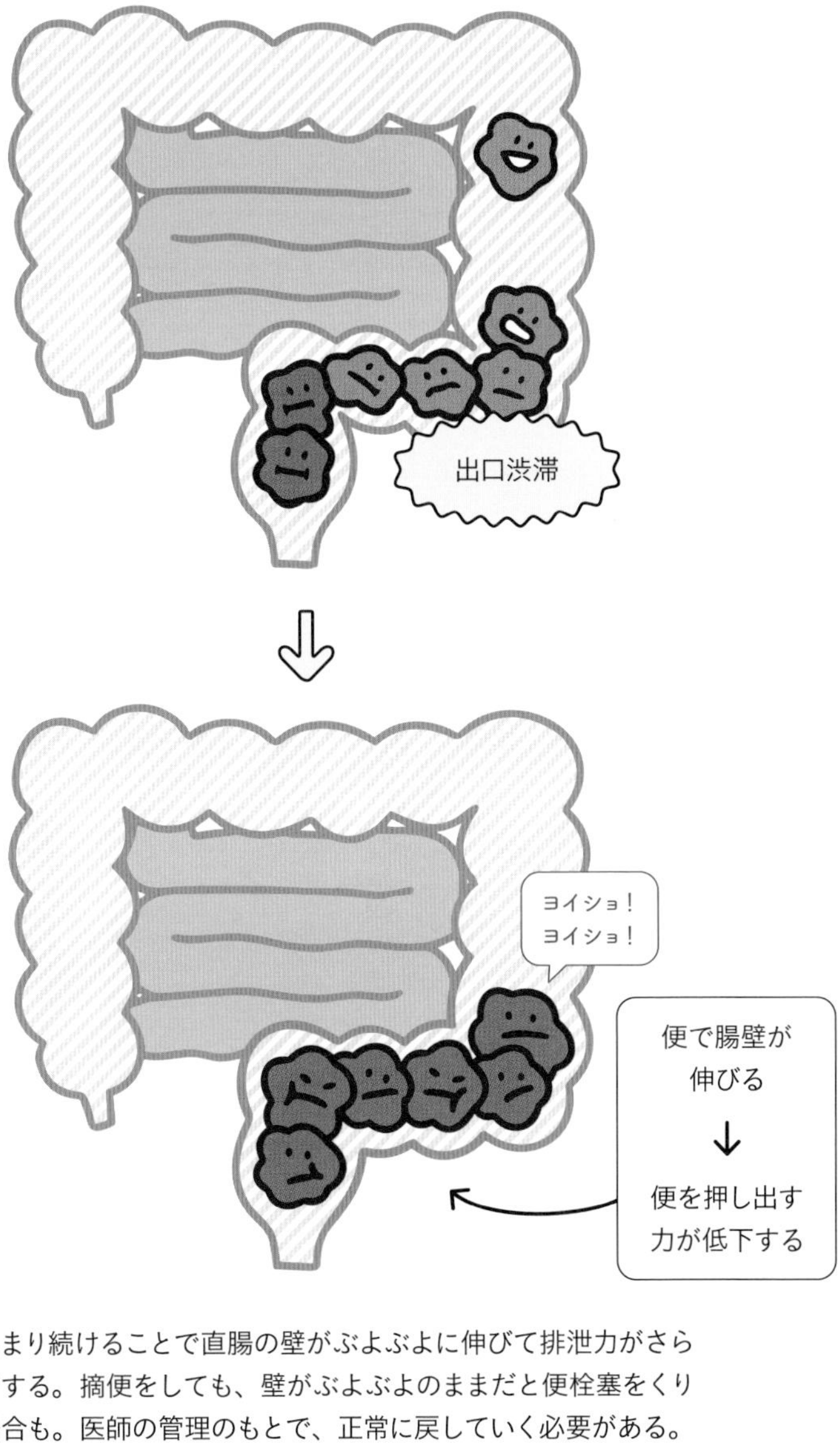

便がたまり続けることで直腸の壁がぶよぶよに伸びて排泄力がさらに低下する。摘便をしても、壁がぶよぶよのままだと便栓塞をくり返す場合も。医師の管理のもとで、正常に戻していく必要がある。

快便でも痔になりますよ！

日本人の3人に1人が〝痔主〟経験者!?

肛門の疾患の中でももっとも多い「痔」は、人に相談しづらいためか、多くの人が勘違いや間違った思い込みで症状を悪化させています。痔とは、「肛門やその周辺に起きる良性疾患の総称」で、肛門に生じるトラブルのうち、がん以外のすべてのものを指します。

肛門にかゆみがある「肛門そう痒《よう》症」や、温水洗浄便座での洗いすぎによる「温水便座症候群」なども広い意味で「痔」に含まれ、日本人の3人に1人が〝痔主〟経験者といわれるほど身近なものです。そして、さまざまな症状がある中で、〝痔主〟の多くに共通しているのが、出口の便秘です。

排便習慣を正さずして痔の改善は見込めない

「痔は、便秘の結果なるもの」と思っている人が多いようですが、1週間排便がなくても「おなかの便秘」の人は痔になりません。反対に、診察に訪れる〝痔主〟の9割以上が毎日排便があり、そういう人も診察すれば必ずといっていいほど出残り便が確認できます。よく、「うちは親も痔で家系だから」「座り仕事だから仕方がない」と言う人がいます。しかし、痔になりやすい体質や仕事があるわけではなく、痔は「排便の結果」です。間違った排便を正さずに投薬や手術をしても、症状をくり返すだけ。痔の改善には原因となった排便を正すことが必要です。

【間違いだらけの痔の情報】

間違った情報や誤解で対処していると、痔が長引き、くり返すばかり。
正しい知識で正しい対応を。

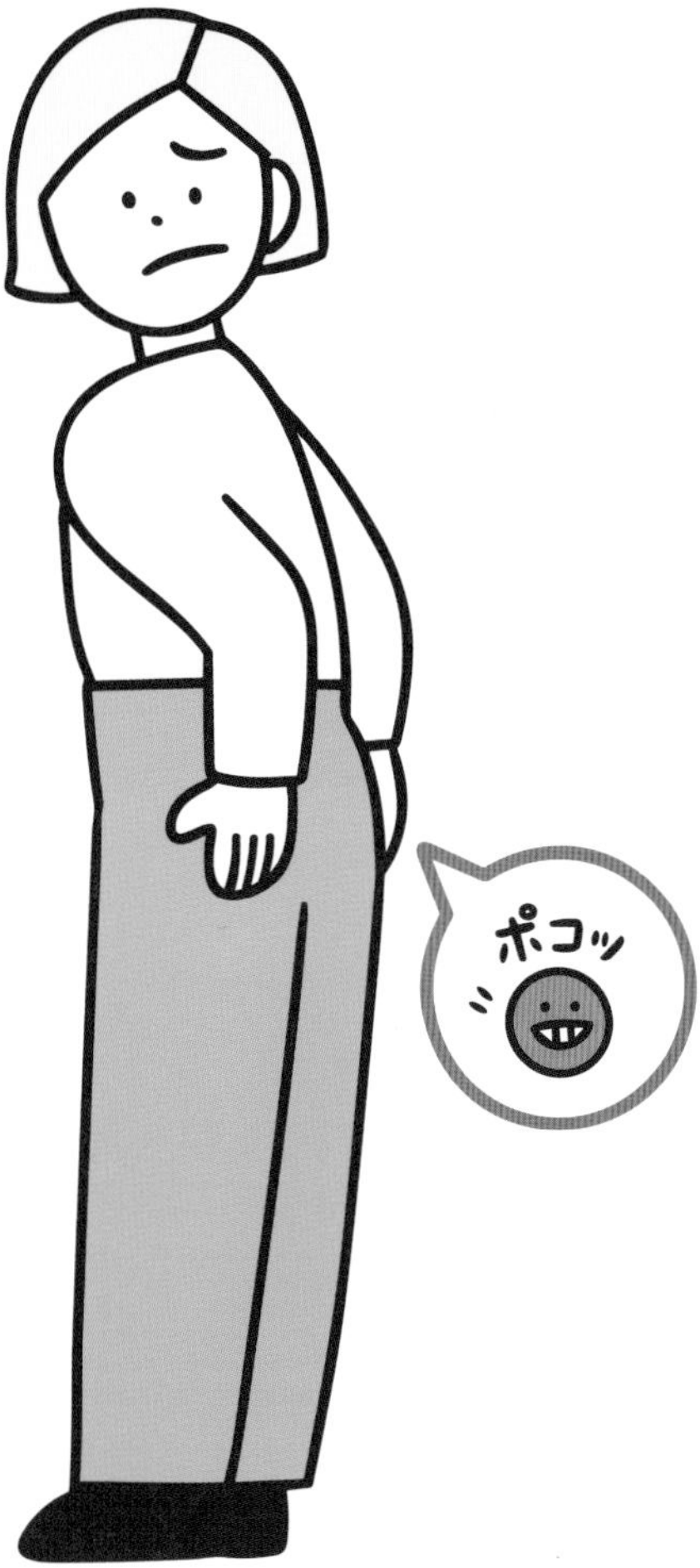

×痔は遺伝する

「母も痔なので家系なんです」「家族の中で私だけ痔なんです」というように、痔を遺伝だと思っている人がいるが、痔は遺伝しない。

×妊娠・出産で痔になる

妊娠中は子宮が内臓や血管を圧迫して、むくみやすく便秘がちに。それで痔が悪化することはあっても、妊娠・出産のせいで痔にはならない。

×市販薬で痔は治る

家族にも内緒で数万円もする薬を使い続けても痔は治らないばかりか、反対に悪化してしまう場合も。痔だと思ったらまずは受診を。

×座り仕事をすると痔になる

長時間座り続けると、おしりがうっ血して腫れやすくなるが、座っている時間が長いために痔になることはない。

×快便の人は痔にならない

痔もちの9割は毎日排便がある。「毎日お通じがあれば痔にはならない」というのは大きな間違い。

×痔は手術で完治する

原因である排便異常を改善しなければ、手術をして一時的には治っても、痔は再発する。根本的な問題解決が必要。

痔の人の驚くべき勘違い

おしりの洗いすぎや消毒がトラブルの原因に

多くの人が、痔はおしりの汚れが原因だと思っています。そのせいか、トイレやお風呂ではおしりをしっかり洗い、中には排便後、毎回肛門を消毒液で消毒したりする人までいるほどです。実際、医師たちも少し前までは「おしりはキレイに洗って清潔に」と指導していました。

ところが温水洗浄便座が普及すると、おしりの洗いすぎによる弊害が問題となってきたのです。過剰なケアによるさまざまなトラブルは「温水洗浄便座症候群」と名づけられ、医療の現場でも「おしりは洗いすぎないように」という指導方針に変わってきました。

肛門の皮膚はデリケート

肛門まわりの皮膚は、目のまわりの皮膚と同じくらい薄く、とてもデリケート。シャワーの水圧や石けんなどの強い刺激を受けると、簡単にダメージを受けてしまいます。過剰な洗浄が皮膚に炎症を起こし、かゆみやただれの原因となるだけでなく、洗いすぎることで皮膚の表面を覆ってバリア機能を担う「皮脂膜」がはがされ、皮膚の免疫力が低下してしまうのです。

そのため、おしりを洗いすぎて皮膚が炎症を起こしている人には温水洗浄便座の使用をやめるよう指導しています。トラブルがない場合も洗浄は1日1回、短時間で、できれば使わないのが理想です。

【こんな人が痔になりやすい】

痔の誘因となりがちな生活習慣、あなたはいくつあてはまりますか？

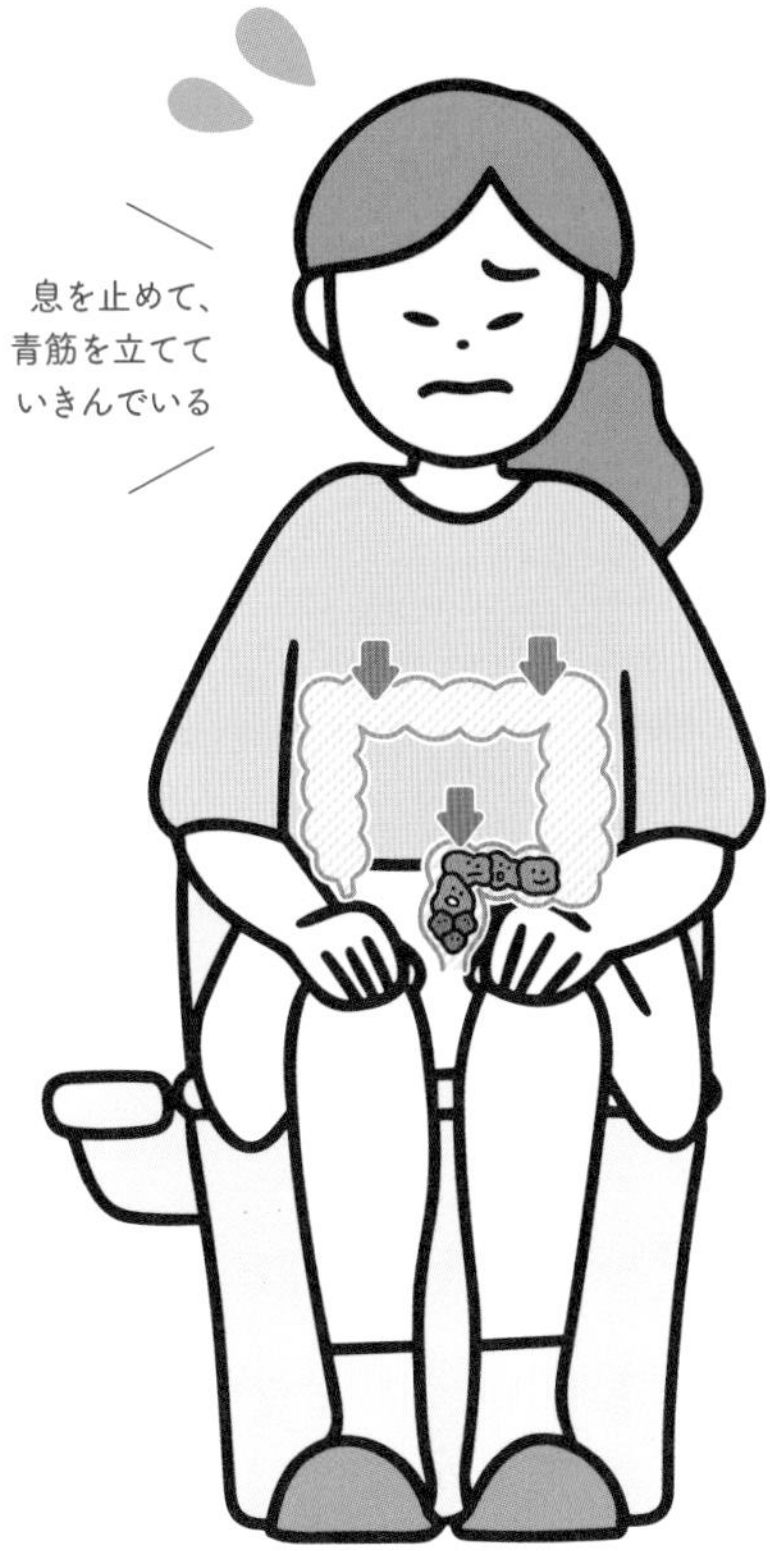

□温水洗浄便座を愛用している

排便後、何度も紙に便がつくのはスッキリ排便できていないから。おしりの汚れが気になって温水洗浄便座で洗っているうちに習慣化して「温水洗浄便座症候群」に。

□トイレの時間が５分以上

トイレでの読書やスマホなど「ながらトイレ」の習慣は、肛門に負担がかかり、うっ血の原因に。トイレタイムは5分以内に徹して。

□トイレをよく我慢する

痔の原因となる出口の便秘は、便意を我慢することから始まる。便意が起きたらできるだけ我慢をせず、すぐにトイレに行く習慣をつけて。

□夜遅く寝て朝はギリギリまで起きない

大腸がもっとも活発にはたらく朝5〜7時は排便のゴールデンタイム。健康な排便のためにも、早寝早起きを心がけよう。

□パン、パスタ、甘いものが好き

小麦粉に含まれるグルテンや乳製品に含まれるカゼインは、腸の粘膜に穴を開けて腸を荒らしてしまう可能性が。体質に合わないときは控えよう。

□同じ姿勢を長時間続けている

立ちっぱなし、座りっぱなしは、カラダのむくみやうっ血の原因になる。1時間に1回はカラダを動かすようにしよう。

□家族の前でおならができない

たとえ家族でも人前でおならなんて……、とおならを我慢している人は、便意も我慢している人が多い。おならや便意は我慢しないことが基本。

□週２回以上お酒を飲んでいる

お酒を飲むと軟便、下痢便、頻便になりやすく、痔ろうになるリスクが高まる。また、いぼ痔は出血しやすくなる。飲みすぎに注意。

痔ではなく便秘が原因ですから

おしりがキレイに拭けない原因は？

痔の悩みを抱える人は、自分でも気づいていない出口の便秘の人が多く、排便後、紙に汚れがつくのでおしりを何度も拭いたり、汚れがつかなくなるまで温水洗浄便座で洗ったりしています。しかし、本当に便が正しく排泄されていれば、紙に汚れがつくことはありません。拭いたり洗ったりしなくても、おしりはキレイなはずです。

つまり、おしりがキレイに拭けないのは痔のせいでなく、おしりの中に便が残っているから。おしりに便が残る出口の便秘だから便が肛門を傷つけたり、炎症を起こして、痔や見張りいぼ、肛門ポリープができたりするのです。

拭いた紙に便がつくなら便秘を疑って

温水洗浄便座を使わずに3回おしりを拭いて3回めも紙に便がつくようなら、出口の便秘の可能性があります。排便後のスッキリ感があってもなくてもです。拭いた紙は、排便のバロメーター。汚れが残っていないか、必ずチェックしましょう。

そして、もしあなたがかゆみやただれなど、おしりのトラブルを抱えているとしたら、試しに2週間、温水洗浄便座をやめてください。気になるならたらいでもお風呂でも、ぬるま湯の中でパチャパチャと湯をかけたり、やさしく撫でたりするくらいで十分です（→P.69）。これだけでも、多くの人のおしりの不調が改善します。

便秘なのに痔だと思い込んでいる人が多い

自己診断で痔だと思い込んでいる人に多いパターン。

❶ 肛門に異変

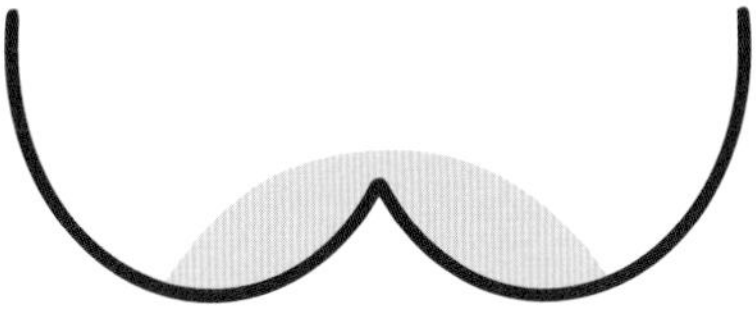

洗いすぎて肛門の皮膚を守っている皮脂膜がなくなると、表面が傷ついて痛みやかゆみ、出血などの原因になる。

⇩

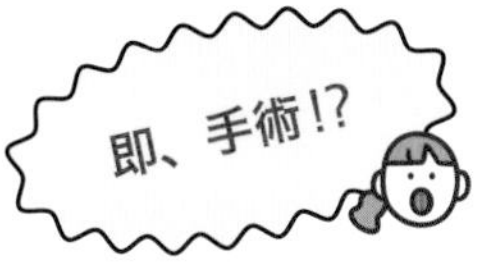

⇩

❷ とりあえず薬局へ

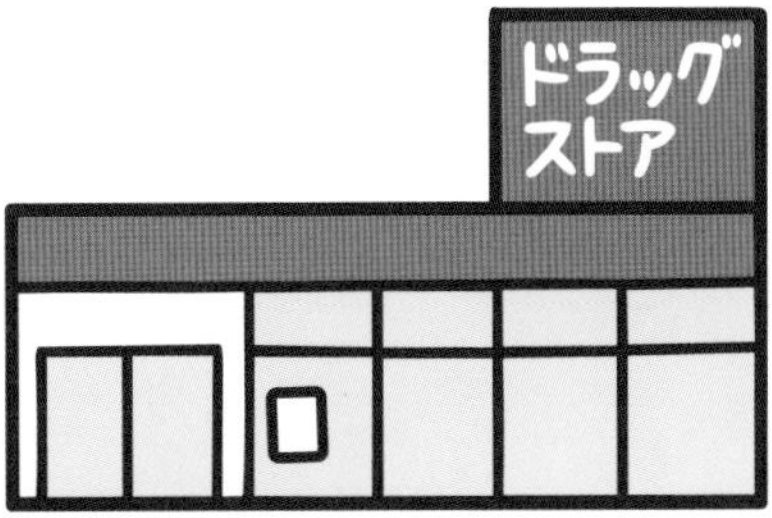

いろいろ買ってしまう

肛門科に行くのが恥ずかしいため、自力で治そうと薬局で薬を買うが、よくわからないのでいろいろな薬を買ってしまう。

⇩

❸ かえって悪化

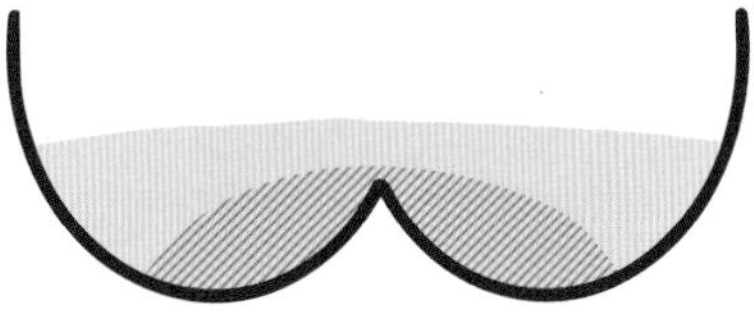

痔を早く治すにはおしりがキレイでなくてはと思い、薬に加え温水洗浄便座を使って肛門を洗っているうちに、皮膚を傷つけてしまう。

⇩

❹ やっと肛門科へ

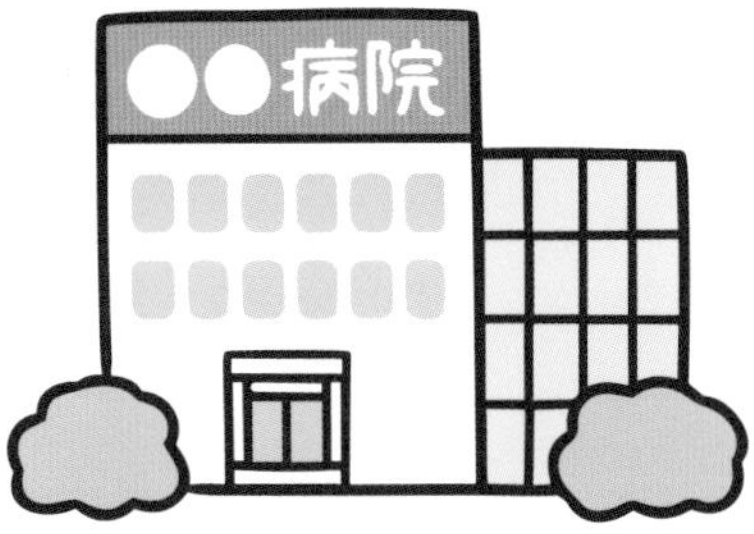

薬が効かず、なかなか治らないうえにだんだんと重症化してきたので、重い腰を上げてようやく肛門科を受診。

⇩

❺ 衝撃の便秘診断

診察で、痔ではなく「出口の便秘」といわれ、びっくり！　肛門にたまった便を出してスッキリすることで、症状も改善。

痔と出口の便秘の因果な関係

残便サイクルのくり返しが切れ痔↓いぼ・ポリープに

さまざまな症状がある痔の中でも「切れ痔（裂肛）」と「いぼ痔（痔核《じかく》）」、「あな痔（痔瘻《じろう》）」は、三大痔疾患と呼ばれます。

「切れ痔（裂肛）」は、肛門が切れた状態のことです。

そして、「2階建て構造の出口の便秘」（→P.26）による「残便サイクル」に入って、切れ痔が慢性化すると、傷に便がついて炎症を起こして腫れ、いぼのようになります。この突起が肛門の外にできたものを「見張りいぼ」、肛門の奥のものは「肛門ポリープ」といいます。勘違いされやすいのですが、どちらも医学的には「いぼ痔」ではありません。

いぼ痔も出口の便秘が原因

痔の半数以上を占めるといわれる「いぼ痔（痔核）」は、血管にできた静脈瘤《じょうみゃくりゅう》、すなわち血管のかたまりです。肛門の周辺には血管が集まった「静脈叢《じょうみゃくそう》」というふくらみがあり、排便時に便の重みや圧迫でうっ血しては元に戻るサイクルをくり返しています。ところが、出残り便があるために常にうっ血して腫れが続き、元に戻らなくなった状態がいぼ痔です。

「あな痔（痔瘻）」は、肛門内のくぼみに便が入り込むことで化膿し、「瘻管《ろうかん》」と呼ばれるトンネルをつくって別の穴から膿が出てくる病気です。出残り便があると、くぼみに便が入り化膿しやすくなります。

【おもな痔の種類】

三大痔疾患の「切れ痔（裂肛）」、「いぼ痔（内痔核・外痔核）」、
「あな痔（痔瘻）」はおしりのこんなところにできます。

切れ痔（裂肛）

硬い出残り便や下痢便の通過で肛門が切れた状態のこと。便秘の多い女性に多く見られ、便通を正さないと「切れては治り」をくり返すことになる。さらに慢性化することで、「見張りいぼ」や「肛門ポリープ」の原因となるので、早めの対処が必要。

いぼ痔（内痔核・外痔核）

痔の中でももっとも多く、肛門まわりの静脈叢にできた血管のかたまりである。肛門の中にできる「内痔核」は粘膜部分にできるため出血しやすいものの痛みはあまりない。一方の肛門の外にできる「外痔核」は滅多に出血はしない。

あな痔（痔瘻）

肛門にある「肛門陰窩《いんか》（肛門小窩《しょうか》）」という小さなくぼみに便が入り込んで化膿し、たまった膿がトンネルをつくって別の穴から排出される。下痢がちな男性に多く、便がくぼみに入りやすくなるため、出残り便が原因となることもある。膿がたまると痛みと発熱をともなうことも。

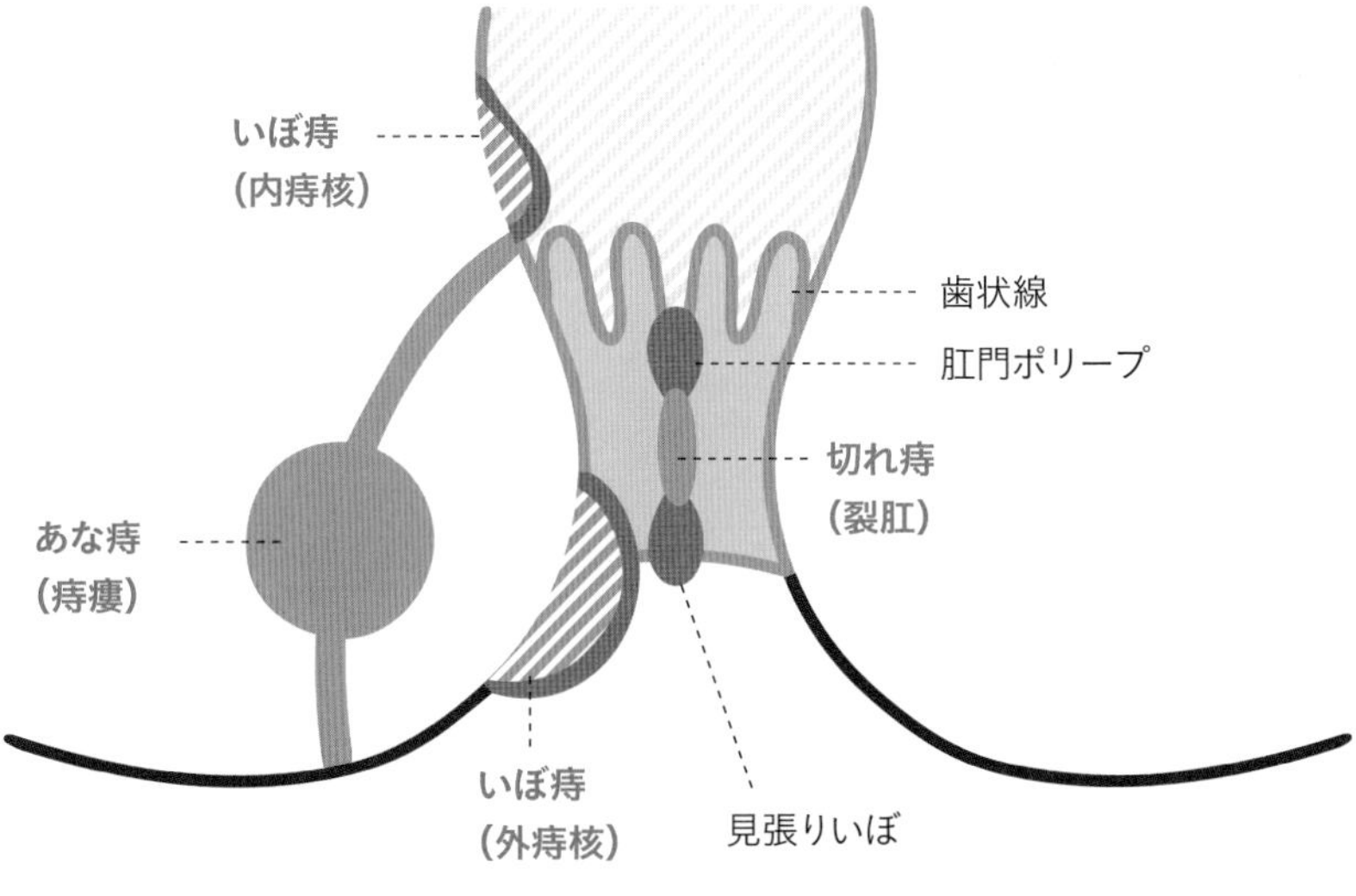

見張りいぼや肛門ポリープは、皮膚の「たるみ」や「かたまり」で、いぼ痔ではない。

痔にならないために気をつけること

出口の便秘を抱えている人は、生活習慣を変えて、痔を予防しよう。

Point ❶

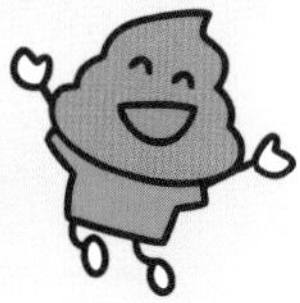

便意を我慢しない

痔の原因となる出残り便は、もともと便意を我慢したことがきっかけです。カラダは排便の準備ができているのにトイレに行くのを我慢していると、便意は消えても便は出口のところに留まったまま。便意がなくなってからトイレに行ってもなかなか出ず、無理に出しても肛門の中に便が残りやすくなります。便意を我慢することは、「便ためトレーニング」をしているようなものと自覚して、できるだけ便意を我慢しないようにしましょう。

Point ❷

カラダを冷やさない

「冷えは万病の元」といわれるように、カラダが冷えると筋肉や血管が収縮することで血流が悪くなり、さまざまなトラブルを招きます。おしりも例外ではなく、うっ血によって痔ができやすくなったり、痛みが出やすくなったりします。冬に痔が悪化し、冷え症の女性に痔に悩む人が多いのはそのためです。最近は、夏でもカラダが冷えている人が多いので、できるだけ湯船に浸かってカラダを冷やさないようにしましょう。ただし、患部が化膿している「あな痔(痔瘻)」の場合は、温めすぎると悪化しやすいので注意が必要です。

Point ❸

お酒を控える

お酒を飲むと抹消血管が拡張し血流量も増えるため、肛門付近の静脈叢にうっ血が起こり、いぼ痔の原因となります。また、アルコールをたくさん摂ると水分やミネラルの吸収が悪くなり、軟便や下痢便となって切れ痔やあな痔のリスクを高めます。お酒は痔の原因となるだけでなく、毛細血管を破裂させて痔の出血を引き起こしやすくします。飲みすぎないようにしましょう。

Point ❹

肛門の血行をよくする

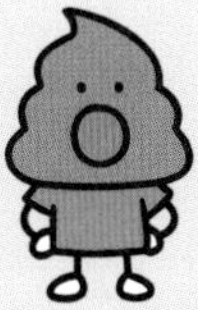

血液は、心臓がポンプの役割をしてカラダ中をめぐっていますが、足から心臓に戻るときは脚の筋肉がポンプの役割を担います。そのため、長時間立ちっぱなし、座りっぱなしの姿勢が続くと血行が悪くなって脚がむくんだりします。それは、下半身にある肛門も同じです。とくに、いぼ痔の場合、夕方になるとうっ血によって膨らんだいぼが肛門から出てくることも。肛門のうっ血を防ぐためにも、ときどきカラダを動かすようにしましょう。

Point ❺

こまめな水分摂取

人間のカラダは、約60%が水分といわれます。体内の水分が不足すると、カラダ中の細胞に酸素と栄養を運ぶ血液に水分を供給するために腸内での水分吸収が進み、便が硬くなって便秘や痔を引き起こします。さらに、水分不足は便秘だけでなく、熱中症や脳梗塞、心筋梗塞など、さまざまな健康障害の誘因にもなります。しかし、一度に大量の水を摂取すると、かえって体調不良を引き起こすことも。そのためのどが渇く前の、こまめな水分摂取が大切です。

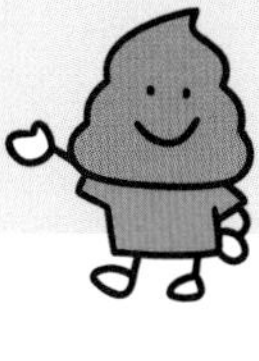

おしりの洗いすぎ問題、再び！

温水洗浄の習慣化で おしりのトラブルが続出

少し前までは、医師たちも温水洗浄便座の使用を勧めていたので驚くかもしれません。ですが、近ごろ、おしりの洗いすぎやケアのしすぎによる弊害が問題となっています。おしりの洗いすぎは、痔をはじめさまざまなトラブルを招きます。洗いすぎることで皮膚を守っている皮脂膜がはがされて皮膚が乾燥してごわごわになり、かゆみの原因となります。さらに、温水洗浄便座の水圧によっても皮膚が傷つき、炎症が起こることも。ひどくなると皮膚がんを招いてしまい、まさに「過ぎたるは及ばざるがごとし」ということに。おしり洗いは、ほどほどが大切です。

「過剰衛生症候群」の さまざまな弊害

温水洗浄便座による洗いすぎが原因と思われる症状は実に多様です。

・肛門が真っ白になる
・肛門が真っ黒になる
・シミやブツブツが出る
・肛門がつっぱる
・肛門がペタペタ・テカテカ・ヒリヒリする
・切れ痔になる
・性病をうつされる　など

こうした症状は入浴やおしりケア用品などによる過剰な衛生習慣も原因となっています。そのため、私はこれを「過剰衛生症候群」と名づけて学会でも発表しました。

【あなたも過剰衛生症候群かも!?】

次の衛生習慣について、該当するものにチェックを入れてください。
もし1つでも該当する項目があったら、おしりの洗いすぎ、ケアのしすぎです。

温水洗浄便座について

- [ ] 排便に関係なく、トイレに行くたびに使っている
- [ ] 自宅以外のトイレでも使っている
- [ ] 温水で肛門を刺激しながら排便している
- [ ] 排便後は15秒以上洗浄している

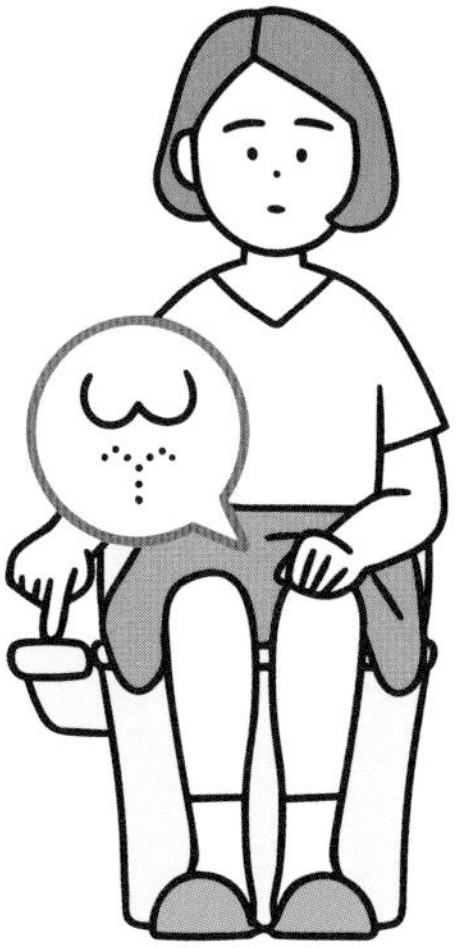

入浴について

- [ ] 肛門にシャワーを直接当てて洗っている
- [ ] 肛門部や外陰部を手でこすって洗っている
- [ ] 肛門や外陰部を石けんやボディーソープで洗っている

衛生習慣について

- [ ] おしり拭きやウエットティッシュなどを使って肛門を拭いている
- [ ] 傷口用消毒液で肛門を消毒している

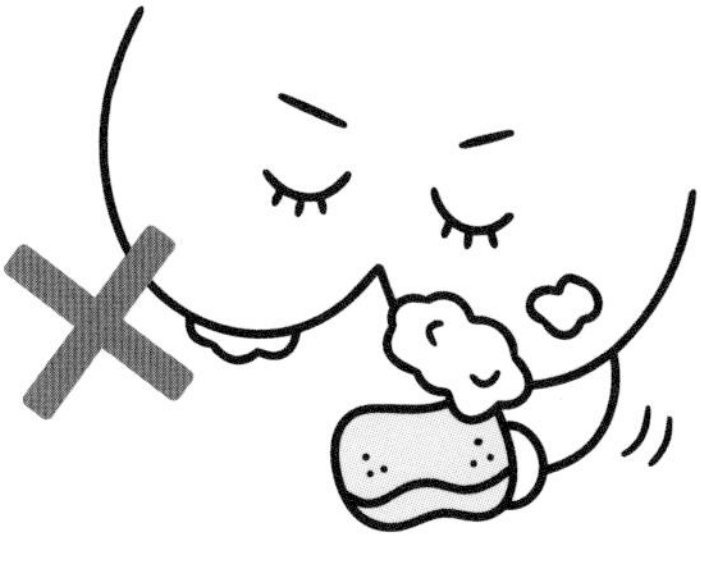

おしりの洗浄でおしりが汚れる

キレイ好きが仇に!? 洗浄用品がおしりを汚す

世界でも有数のキレイ好きの国といわれる日本では、おしり拭きやウエットティッシュ、清浄綿、専用のスプレー剤など、いろいろなおしり用ケア用品が販売されています。とくにトラブルがない人も、予防を兼ねて使っているようです。しかし、こうしたケア用品を使うようになってから、おしりの具合が悪くなったという人も多いのです。そういう人のおしりは、かぶれて肛門のまわりが真っ赤になっていたり、シミやブツブツだらけで悲惨なことになっていたりします。

おしりをキレイにするためにしていたことが、かえっておしりを汚しているのです。

消毒液や消毒薬で おしりを拭かないで！

おしり用ケア用品でかぶれて皮膚が変色するなどの異常を感じたら、すぐに使用を中止しましょう。とくに、消毒液で肛門を消毒するのは危険です。皮膚には約数百億の常在菌が存在しますが、消毒液は悪玉菌だけでなく善玉菌まで殺して傷の治りを妨げます。そのため、痔の手術後でも傷は消毒しません（痔ろうや膿皮症の術後は除く）。

また、ケア用品には防腐剤など、さまざまな化学物質が入っています。敏感な皮膚を傷めないためにも、できるだけケア用品は使わず、使用するときは必ず成分表示（→P.73）を確かめるようにしましょう。

【座浴のススメ】

おしりの汚れが気になるときは、座浴で汚れを落とそう。

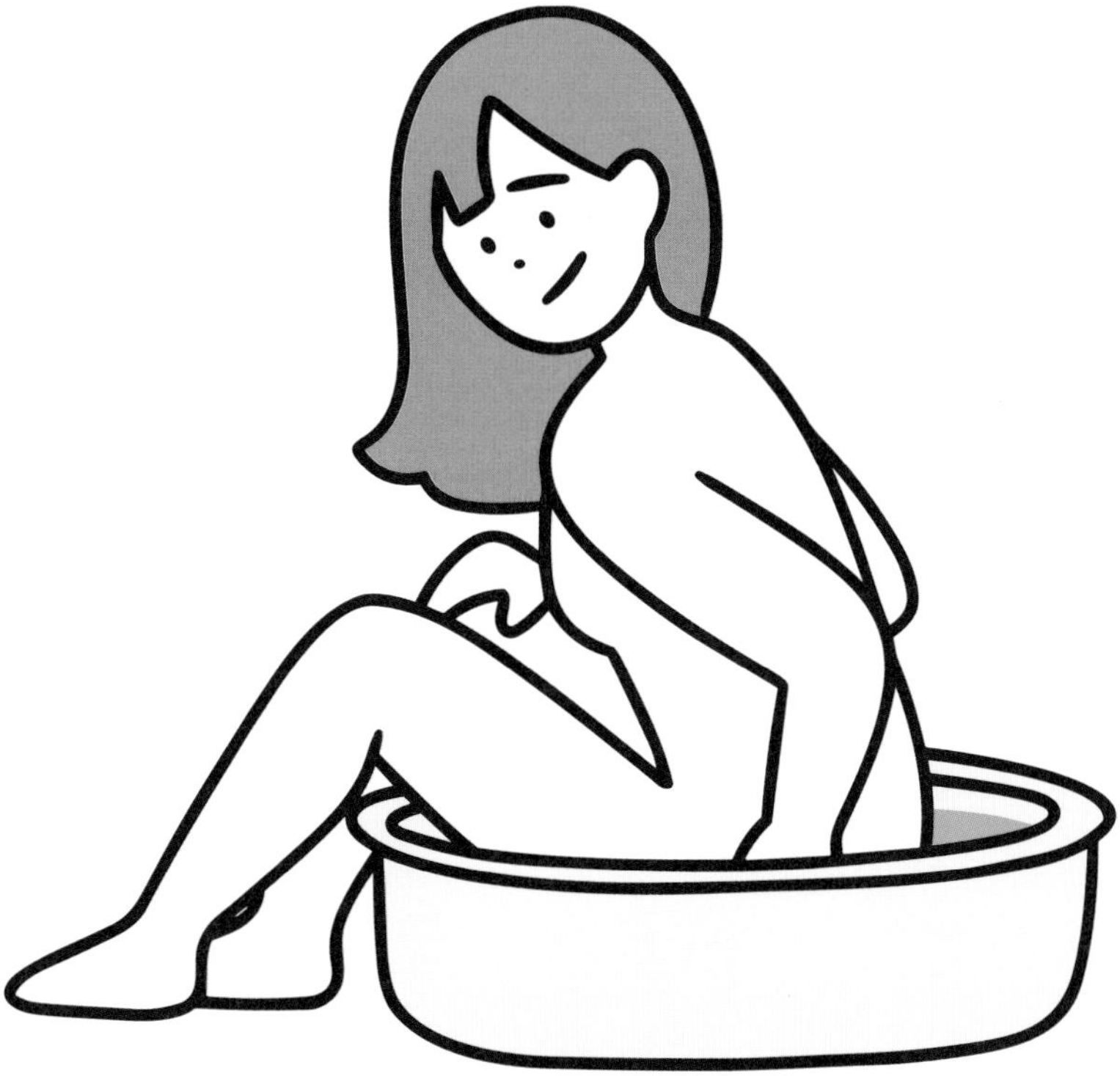

おしりが浸かるくらいの大きめのたらいに、ぬるま湯を張る（浴槽に少なめの湯を張るのでも可）。湯の中におしりをつけて、パチャパチャとやさしく湯をかけて汚れを落とす。決してこすったりしないように注意する。

かゆみの原因は便

ほとんどのかゆみは「肛門そう痒症」が原因

痔とともに、おしりのトラブルで多い悩みに「かゆみ」があります。中でも、かぶれやカビが原因ではないかゆみの場合、圧倒的に多いのが「肛門そう痒《よう》症」です。これは、じん麻疹のようにカラダの内側から出てきた湿疹ではなく、自分で掻いたりこすったり、洗ったり、皮膚を刺激して自分で人工的につくりあげた湿疹です。

そして、この湿疹の原因も、出口の便秘が関係しています。便をすべて出し切れていないため、おしりを何度も拭いたり洗ったりしているうちに皮膚が荒れ、肛門そう痒症となり、洗えば洗うほど、かゆみが増して湿疹がひどくなってしまうのです。

正しいお手入れと過剰な衛生習慣を改善

肛門そう痒症の人のおしりは、出口の便秘に加え、洗いすぎや過剰なケアで皮脂膜がなくなり、皮膚のバリア機能が低下しています。そのため、治療ではできるだけ皮膚に刺激を与えないように注意します。

まずは左ページのような「正しいおしりのお手入れ」法による衛生習慣の改善をおこないます。塗り薬によって一時的に症状が改善しても、出残り便があると、再発の確率が高いからです。

塗り薬は、湿疹がひどい場合はステロイドを用いますが、軽症の場合は「正しいおしりのお手入れ」の実行とワセリンや軟膏をぬるだけでも軽快します。

【正しいおしりのお手入れ】

正しいおしりのお手入れ法で、おしりのトラブルを予防、改善しよう。

洗い方

✕温水洗浄便座を使わない

肛門を刺激しないためにも温水洗浄便座は使わずに、紙で軽く拭くだけにする（→P.88）。

✕入浴時の石けん洗浄は禁止

入浴時に石けんやボディーソープをつけておしりを洗わない。

✕おしりにシャワーを直撃させない

肛門にシャワーを直接当てたり、手でこすったりしない。

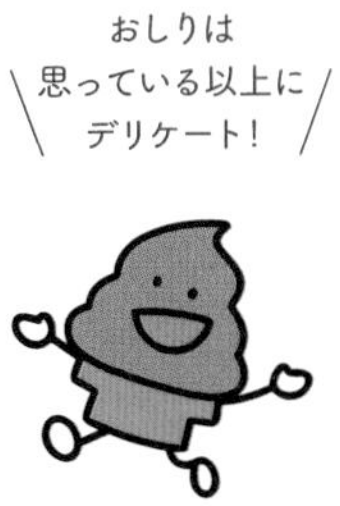
おしりは
思っている以上に
デリケート！

拭き方

✕3回より多くは拭かない

排便後の拭き取りは3回まで。それでも紙が汚れるようなら「座浴」がおすすめ（→P.69）。

✕おしり拭きやウエットティッシュなどを使わない

市販されているおしりのケア用品は、かぶれの原因となるので使わない。

✕消毒しない

アルコールなどの強い刺激はかゆみだけでなく、ヒリヒリとした痛みの原因にも。

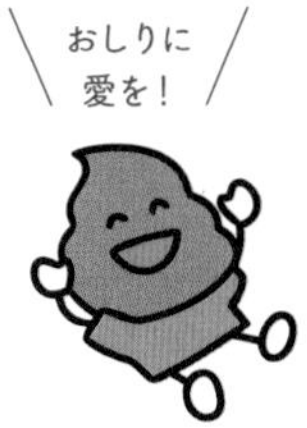
おしりに
愛を！

洗いすぎたおしりに起きているトラブル

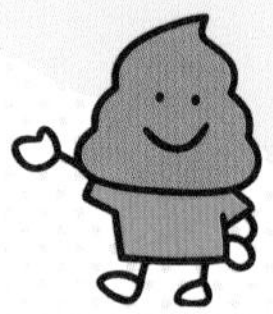

薄くデリケートな肛門まわりの皮膚は、
ちょっとした刺激でも傷ついて、さまざまな症状を引き起こす。
下のようなトラブルを招かないためにも、洗いすぎに注意しよう。

- 肛門が真っ白！
- 肛門がペタペタする
- 肛門が真っ黒！
- 肛門がテカテカする
- 肛門がシミだらけ
- 肛門がヒリヒリする
- 肛門がブツブツ病
- 切れ痔
- 肛門がつっぱる
- 性病

市販のおしりケア用品に含まれている成分

ウエットティッシュなどは、おしり以外に使う場合も
下記の成分については要注意。

成分名	特徴	おもな症状
塩化カルシウム	吸湿性を高めるために、製品に入っていることがある	皮膚に刺激があり、ヒリヒリしたりかゆみの原因となる
ラウレス–9	非イオン系界面活性剤 浸透性が高い	皮膚への刺激あり
プロピレングリコール（PG）	浸透性が高い	軽度の刺激性あり
トリクロカルバン ポリアミノプロピルビグアニド ブチルカルバミン酸 ヨウ化プロピニル	防腐剤として使われることが多い	毒性不明であり、人体に影響を及ぼす可能性あり
塩化ベンザルコニウム （ベンザルコニウムクロリド）	防腐剤として広く使われている	人によっては刺激症状あり

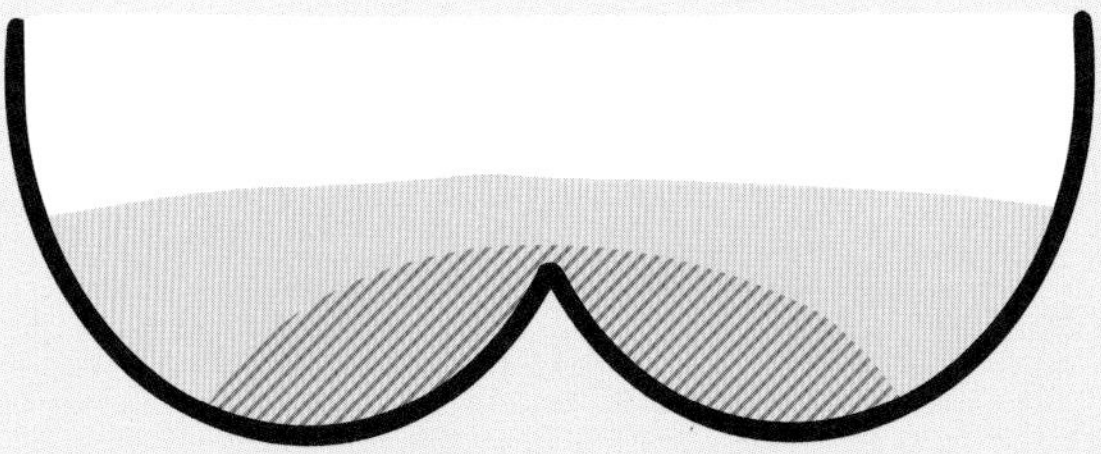

おしりと顔の不思議な関係

おしりのトラブルは顔に出る!?

おしりのトラブルを抱えている人はニキビに悩むことが多く、とくに口まわりやアゴに出るようです。一生懸命腸活をしたりエステに通ったり、皮膚科で処方された薬を使ってもなかなか治らないため、肌質のせいだとあきらめているケースも少なくありません。

こうした人たちに、「正しいおしりのお手入れ」法（→P. 71）を指導し、出口の便秘を改善してもらうと、2週間で肌が見違えるほどキレイになります。よく、口まわりのニキビは胃腸が弱っているときのサインといわれますが、なかなか治らないニキビは便秘のサインでもあったのです。

顔とおしりのシミがシンクロ!?

毎日排便があるのにニキビが治らないという人は、往々にしておしりだけでなく、顔もカラダも洗いすぎています。そして、顔が赤くただれている人はおしりも赤くただれ、シミがある人は顔にもおしりにもシミがあるなど、顔とおしりが同じ状態になっていることが不思議と多いのです。

おしりのシミは紫外線のせいではなく、肌を守る皮脂膜がなくなり、代わりにシミやホクロの原因となる「メラニン」をつくる「メラノサイト」という色素細胞が活性化してできたものです。洗いすぎが原因なので、洗うのをやめることで皮脂膜が復活し、シミも薄くなります。

＼ほかにもある！／

【出口の便秘トラブル】

出口の便秘が原因のトラブルは、洗いすぎだけじゃない。
こんな症状も、もしかしたら便秘が原因かも？

ゲップ

出残り便が肛門の中で腐敗してできたガスは、普通はおならとなって出るが、おならを我慢するとガスが腸へと移動し、おなかの張りを感じるようになる。さらに進んでおなかがパンパンになるとゲップが出やすくなる。

頻尿

出残り便の圧迫によって小さくなった膀胱は、尿を十分にためられず、少したまっただけで尿意が起こるようになる。その結果頻尿となるが、反対に日頃から頻尿や尿もれで困っている人は水分を控えてしまうため、便秘になりやすいという負の連鎖が起こりやすい。

膀胱炎

出残り便が出し切れないと紙でキレイに拭き取れず、何度拭いても紙に便がついてしまう。また、拭くときに後ろから前に向かって拭くと、紙についた便が尿道付近について、大腸菌などの細菌が尿道を通って膀胱に入り込み、膀胱炎の原因となる。

生理痛

女性の場合、生理前は女性ホルモンの変動によって腸のぜん動運動が鈍りがちになる。そのため、便秘になりやすい。生理が始まると便秘症状は解消され、今度は子宮を収縮させるプロスタグランジンの分泌により、生理痛をともなう下痢を起こしやすくなる。

— Check Sheet —

出口の便秘チェックシート

以下のチェック表で、あてはまる項目に✓を。
1つでもあてはまるものがあれば、**要注意**。
3つ以上だと、**かなり危ない状態**。
5つ以上の人は**間違いなく「出口の便秘」**です。

- □ 排便を我慢することが多い
- □ 出始めの便が硬い
- □ 1日に何度も出る
- □ 温水洗浄便座を愛用している
- □ おなかがよく張る
- □ おならがよく出る。臭い
- □ コロコロ便のことが多い

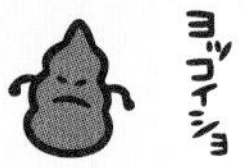

□ おしりを拭く回数が多い

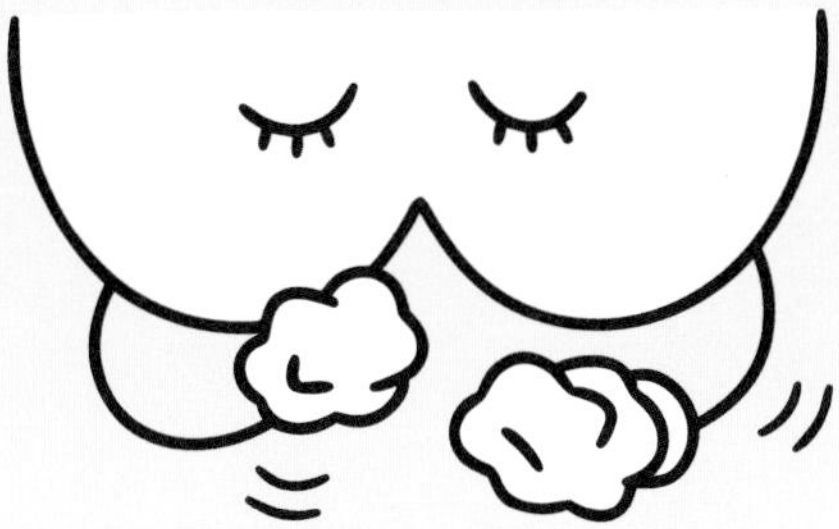

□ 排便は週に3回以下

□ 下着に便や便汁がついていることがある

□ 排便してもスッキリした感じにならない

＝残便感がある

□ ときどき、肛門が切れて血が出る

□ 便秘と下痢をくり返している

□ 下剤を飲んでも便秘が治らない

□ 腸活しても便秘が治らない

おなかの便秘も知っておこう

腸活のための食品が便秘を悪化させる!?

便秘といえば、「おなか（大腸）の便秘」をさすのが一般的です。巻頭で見たように、おなかの便秘には「弛緩性便秘」と「けいれん性便秘」がありますが、どちらも大腸のはたらきが低下することで起こります。

食生活の乱れや水分不足、過度なダイエット、ストレス、さらにはこれらによる腸内環境の悪化など、その原因はさまざまです。多くは腸内の善玉菌を増やし、腸内環境を整えることで改善しますが、中には「ＳＩＢＯ《シーボ》」（下段参照）のように、善玉菌の入ったヨーグルトなどを摂ることで症状が悪化してしまうこともあるため、注意が必要です。

全身の不調にも関わる「ＳＩＢＯ」に注目

近年、小腸で起こる「ＳＩＢＯ（小腸内細菌増殖症）」と呼ばれる腸内細菌の増加が、いろいろなカラダの不調を引き起こしていることがわかりました。さまざまな要因から小腸内細菌が増殖し、多量のガスが発生し、便秘をはじめおなかの張りやおなら、下痢などの症状を引き起こすのです。

「過敏性腸症候群」（→Ｐ．79）のように、通常の検査では腸に異常が認められない疾病や、原因不明の炎症を起こす「潰瘍性大腸炎」（→Ｐ．80）、「クローン病」（→Ｐ．83）など、慢性的な便通異常を起こす疾患との合併率が高いことも知られ、注目されています。

01 過敏性腸症候群

原因

原因ははっきりとはわかっていないが、ストレスや自律神経失調症などによって腸が刺激に対して過敏になり、便通異常を起こすと考えられている。通常の検査では異常が認められないものの、おなかの痛みやカラダの不調、便通異常が数カ月以上続くときにもっとも考えられる疾病のひとつ。

症状

「下痢型」と「便秘型」、下痢と便秘を数日ごとにくり返す「混合型」、「分類不能型」の４つのタイプに分かれる。便秘や下痢のほか、下腹部痛や膨満感、ガスの大量発生などの症状が多く見られ、いずれもストレスを感じると悪化する。若い人に多く見られ、肌荒れや肥満、不眠、頭痛、だるさ、自律神経失調症なども引き起こす。

便秘との関係

排便が週３回以下の場合を「便秘型」という。女性に多く、排便時には強い腹痛があり、強くいきまないと排便できない。小さくて硬いコロコロ便が出て残便感が残る。男性に多い下痢型は、急に激しい腹痛が起きて水のような下痢便が出る。

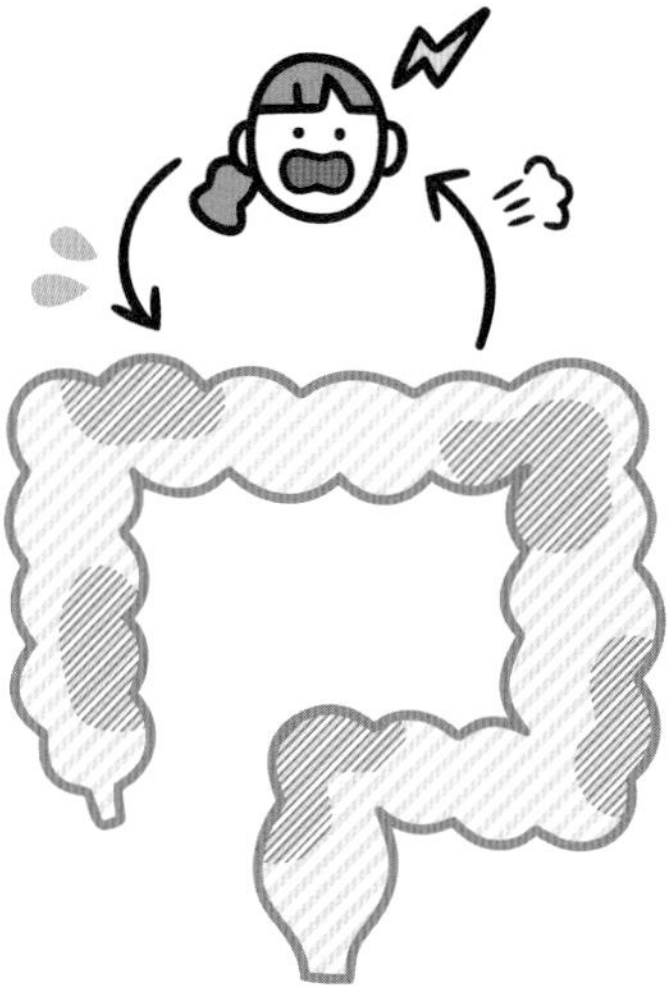

「下痢型」や「混合型」に見られる下痢は、一度腹痛が起こると便意を我慢できないため、外出が不安になったりするなど、仕事や生活に悪影響を与えやすい。

02 潰瘍性大腸炎

原因

免疫機能が正常に機能しない自己免疫疾患やストレスが原因といわれるが、はっきりした原因はまだわかっていない。発症年齢のピークは男女とも20代だが、若年者～高齢者まで発症する。長期間の治療が必要となるため「指定難病」のひとつに定められ、医療費助成の対象となっている。

症状

大腸の粘膜に「びらん」や「潰瘍」ができる炎症性の疾患。下痢や血便、腹痛などのほか、重症になると発熱、体重減少、貧血などの症状が起こるが、炎症の部位や強さによってあらわれ方が異なる。直腸から口方向に向かって連続的に広がる性質があり、症状が悪化する時期（再燃）と、落ち着いている時期（寛解）をくり返すのが特徴。

便秘との関係

肛門に近い直腸に潰瘍ができたり炎症があったりすると、出口付近に痛みを感じる。そのため、便がうまく出せずに出残り便が生じることも。排便時に出血をともないやすいため、痔による出血とよく間違えられる。軟便・下痢便が多く、肛門を大きく開かなくても出せるため、細い便となりやすい。

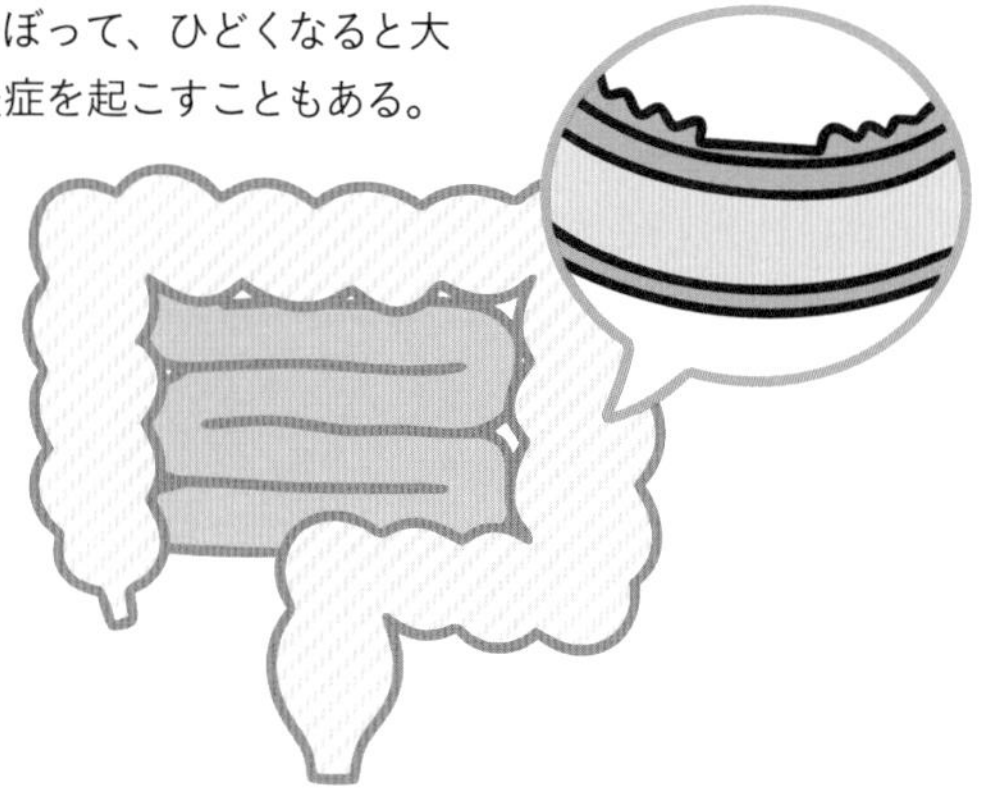

直腸から始まった炎症が、徐々に大腸をさかのぼって、ひどくなると大腸全体が炎症を起こすこともある。

03 リーキーガット症候群

原因

グルテンやカゼインなどによって腸の粘膜にすき間が開き、本来通してはいけない毒素や細菌、未消化の食べものといった有害物質が腸から体内にもれ出すことから、「腸もれ症候群」とも呼ばれる。「リーキーガット症候群」のリーキーガットは「もれる（leaky）腸（gut）」の意味。

症状

異物が体内に入り込むことで免疫力が低下し、炎症反応やアレルギー反応が起こる。腹痛や消化不良、食欲低下、おなかの張りなどの消化器の不調のほか、筋肉痛や関節痛、胸焼け、息切れ、不眠、記憶力低下、疲労感、アトピー性皮膚炎、過敏性腸症候群など、さまざまな症状を引き起こす。

便秘との関係

腸内細菌の異常繁殖によって腸内細菌のバランスがくずれて悪玉菌が優勢になると、食べものを分解するときに硫化水素やアンモニア、メチルカプタンなどの悪臭をともなうガスが発生し、おならや便が臭くなる。

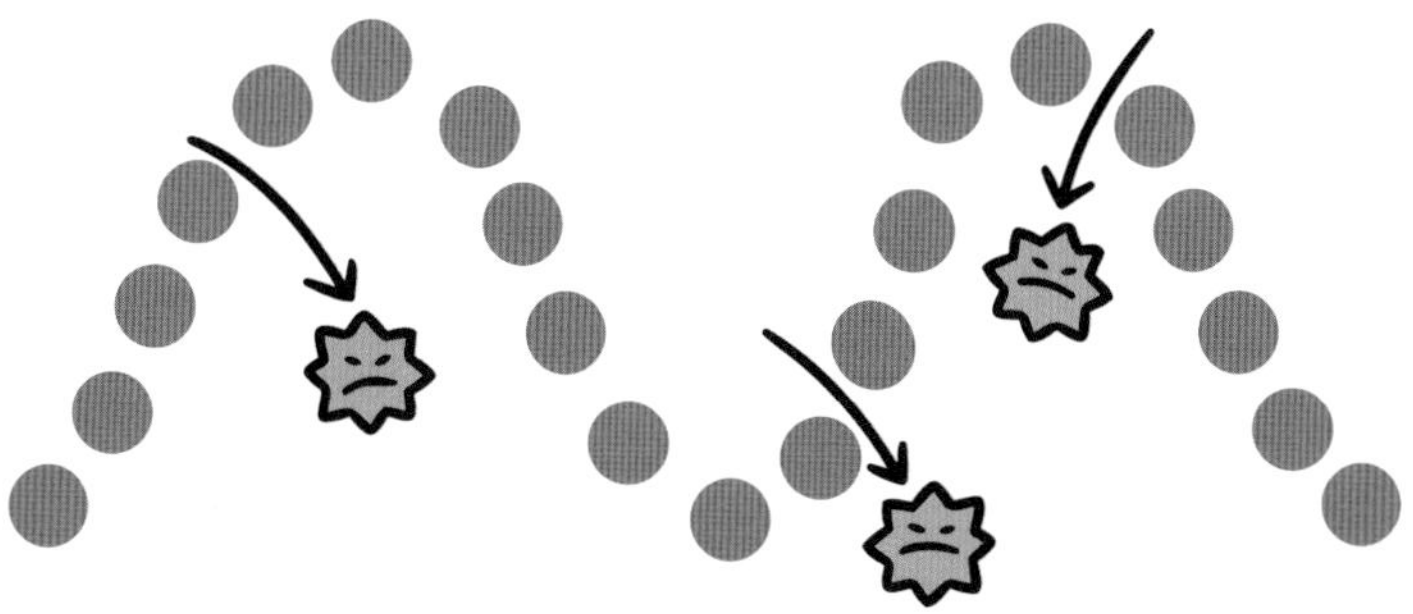

腸粘膜のすき間から、カラダに入ってはいけない有毒な細菌や毒素などが血液中に入り込み、全身に影響を与える。

04 SIBO

原因

さまざまな要因から小腸内で腸内細菌が過剰に増えることで、小腸内にガスが異常発生する疾病で、SIBOとは「小腸内細菌異常繁殖（Small Intestinal Bacterial Overgrowth）の略称。おなかの不調があるのに検査で原因がわからない場合には、かなりの割合でSIBOが疑われる。

症状

腸内に発生した大量のガスが腹部を圧迫し、おなかが張る、ゲップが異常に出る、胃酸が逆流する、便秘と下痢をくり返す、などの症状が出る。また、脳と腸が影響し合う「腸脳相関」の関係から、腸の不調は不眠やうつなどの精神症状をはじめ、貧血、免疫システムの異常など、全身のトラブルの原因ともなる。

便秘との関係

腸内に水素ガスが発生しやすい「下痢型」と、メタンガスが多い「便秘型」があり、両方のガスが出ている場合は「便秘型」となることが多いといわれる。便秘型では、「古細菌」という生物が、腸内で発生した水素を消費する過程でメタンガスが発生し、腸の動きを抑制するため、便秘になりやすい。

〈便秘型SIBOの場合〉

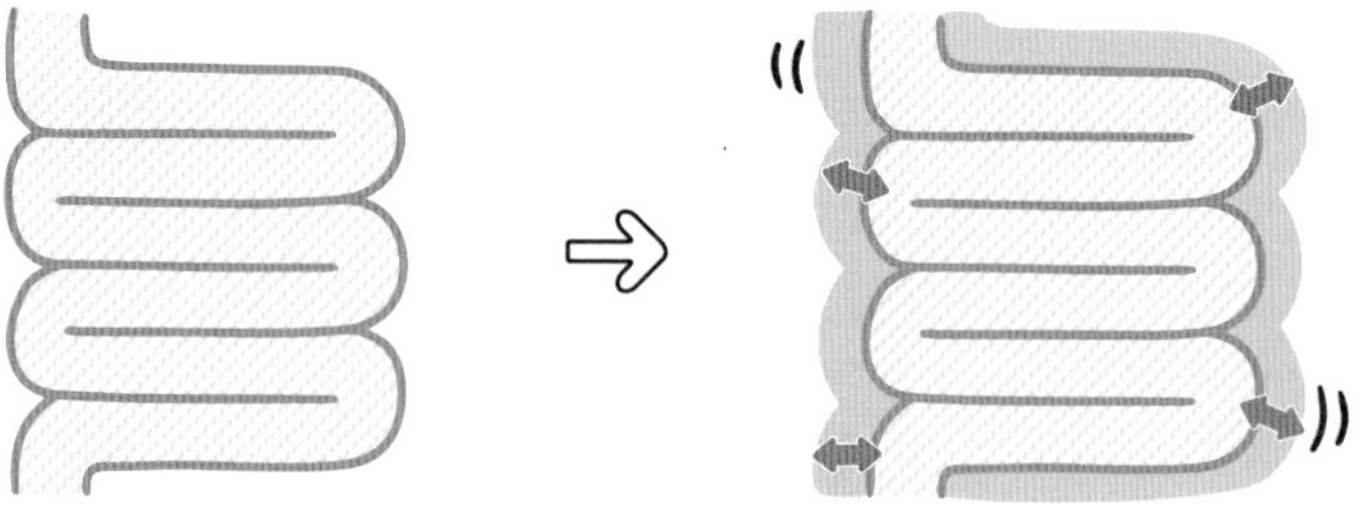

小腸にメタンガスが増える

「便秘型」では、腸内の古細菌が水素を消費する際に発生したメタンガスが腸の動きを抑制し、便秘の原因となる。

腸が風船化

腸管が風船のように膨らんでは縮むことをくり返すようになり、次第に腸の粘膜に障害が起こる。

05 クローン病

原因

「潰瘍性大腸炎」とともに、消化管に炎症を生じる「炎症性腸疾患」のひとつ。おもに大腸に炎症が生じる潰瘍性大腸炎に対し、クローン病は口から肛門まで消化管のあらゆる部位に炎症が起こる可能性があるのが特徴。その発症原因はいまだ不明で10〜20代の若年層に多く発症し、男女比は約2:1と男性に多く見られる。

症状

おもな症状は下痢と腹痛、血便、発熱や体重減少、倦怠感、貧血など。炎症が強くあらわれる「活動期」と、治療により症状が治まっている「寛解期」をくり返しながら、徐々に進行していくことが多い。病変の部位により大きく「小腸型」、「大腸型」、「小腸大腸型」に分けられる。

便秘との関係

下痢症状が多いが炎症により腸管が狭くなって便が通過しにくくなり、詰まって便秘を引き起こすことがある。残便感や血便や粘液便、下痢、腹痛のほか、進行すると腹部の激痛や体重減少、発熱などの全身症状もあらわれる。

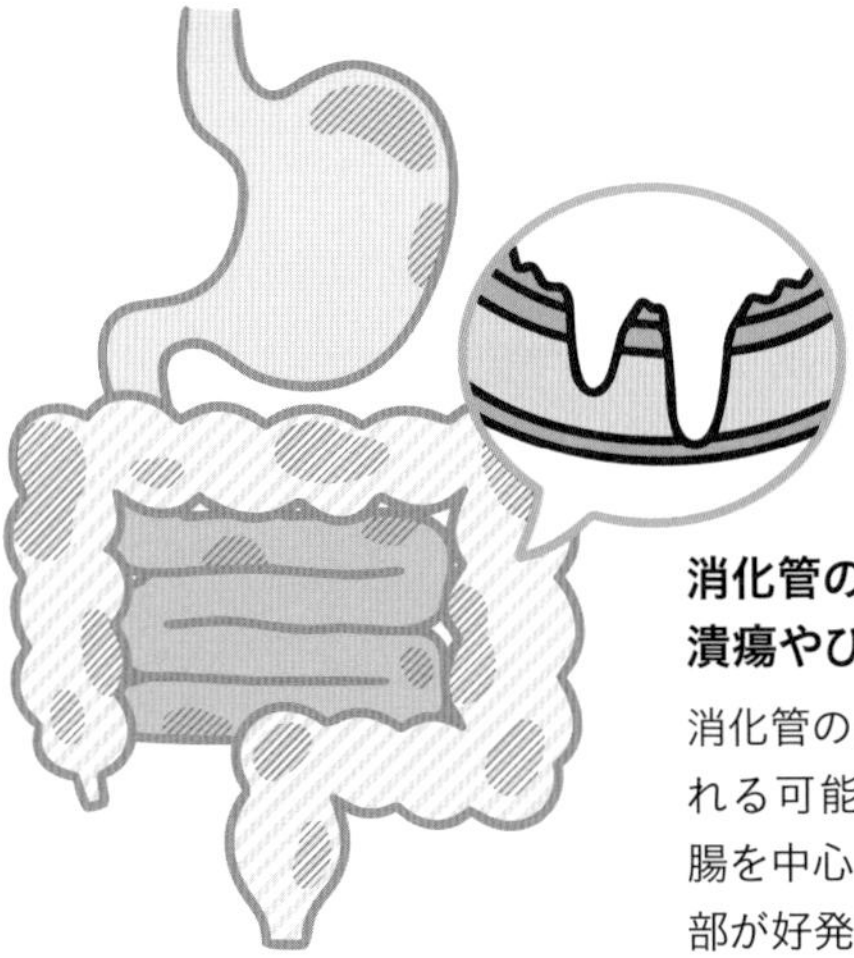

消化管のあちらこちらに潰瘍やびらん

消化管のどこにでも症状があらわれる可能性があるが、小腸と大腸を中心として、とくに小腸末端部が好発部位となっている。

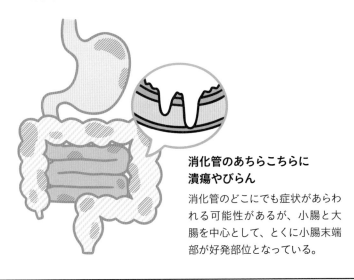

二重便秘の診断は難しい

水面下で、二重便秘が増殖している

「おなかの便秘」と「出口の便秘」について、ここまで解説してきました。しかし、中には両方の便秘を抱えている「二重便秘」の人がいます。当院を訪れる便秘の患者さんのおよそ2割が該当します。ですが、そもそもおなかの便秘で肛門科は受診しないこと、かつ、出口の便秘を自覚している人が少ないことなどから、実態はつかみづらく、実際にはもっと多くの人が二重便秘を抱えていると思われます。

　おなかと出口、どちらの便秘が先に始まったのかは人それぞれで、症状もさまざまですが、出口の便秘の増加とともに二重便秘人口も確実に増えているはずです。

便秘の自覚があるか＋坐剤でチェック！

二重便秘の診断は、当院では坐剤を使っておこないます。便秘の自覚があり、坐剤を入れて便が出ない人は、そこまで便が下りてきていないので、おなかの便秘です。

　出口の便秘は、多くの人が便秘を自覚していないので、おなかの便秘の自覚があり、坐剤で便が出る人は、二重便秘が考えられます。

　同様に、おなかの便秘を自覚していて痔を抱えている人も、おなかと出口の両方で渋滞を起こして詰まっている、二重便秘の可能性が高いといえるでしょう。

　二重便秘であっても、P.102からの生活改善法を実践してみてください。

【二重便秘かも!?】

おなかと出口、両方で便秘が起きている可能性の高い人は、
まずは食生活からの改善が必須。

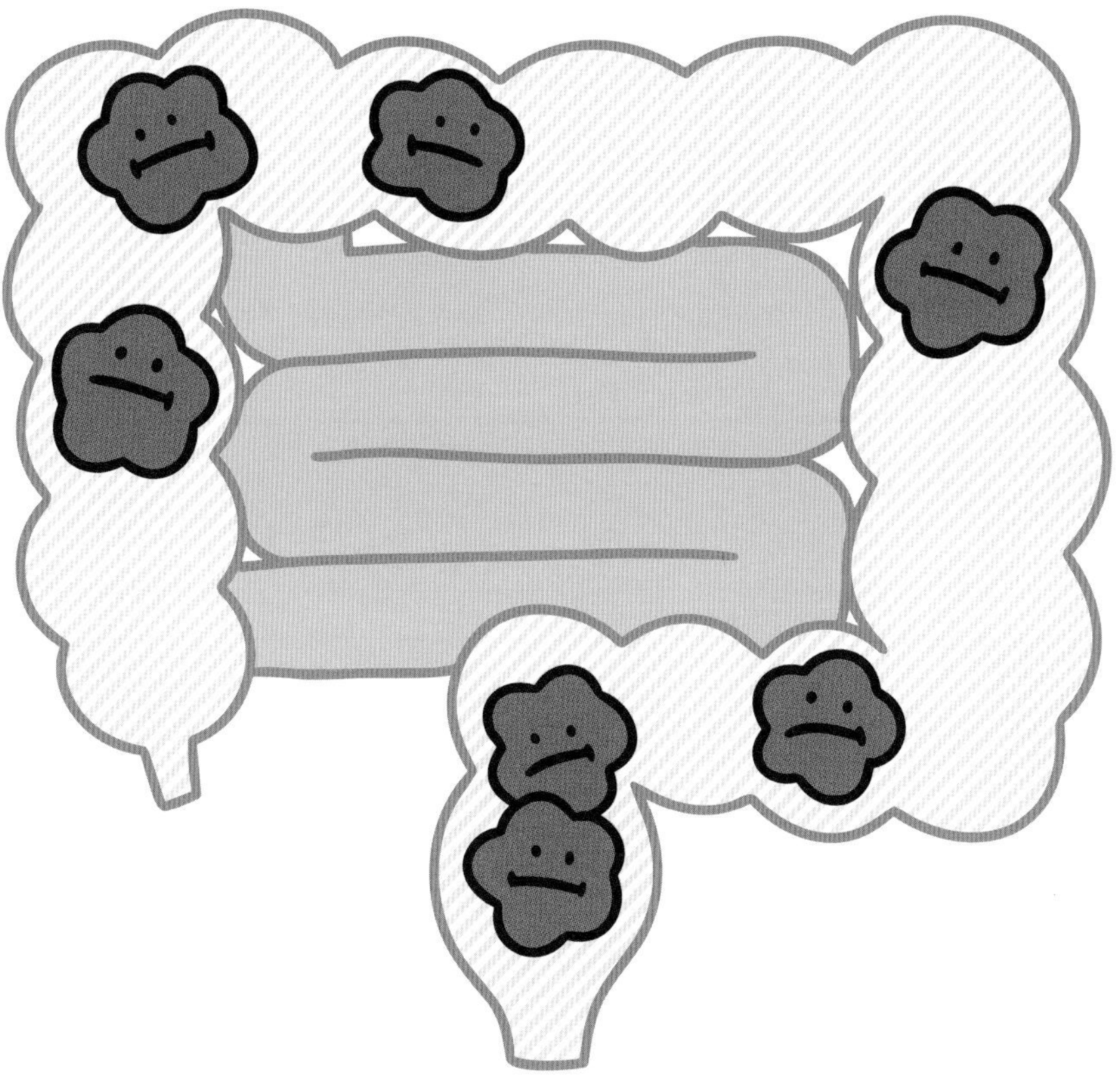

「3日に1日しか出ない」、「おなかが張って苦しい」など、症状はさまざま。当院ではまず、坐剤を入れて直腸・肛門に便がたまっているかを確認する。

出口の便秘相談室

出口の便秘に関して寄せられる、比較的多い質問にお答えします。

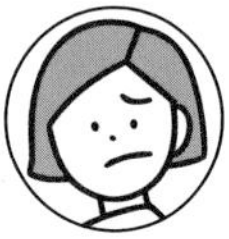

おならの回数が多くて困っています

おならの素は、食事のときに鼻や口から飲み込んだ空気と、腸内細菌が食物を消化する過程で発生したガスで、基本的には無臭です。おならの回数には個人差はありますが、基本的にガスが発生しておならが出ることは、腸内細菌が活発にはたらいている証拠です。

おならの回数が急に増えたり、臭うときは、便秘や不規則な生活、ストレスなどが考えられるほか、胃炎などの消化器系の疾患や、過敏性腸症候群、大腸がんなどの疾病も原因として考えられます。

気になる場合は、恥ずかしがらずに受診して、原因を確認することをおすすめします。

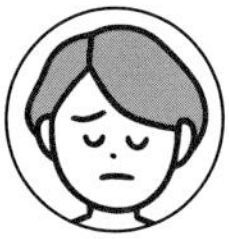

下剤を飲んで出しても、硬い便が残っています

下剤には、便を軟らかくするもの、膨張させてかさを増すもの、ぜん動運動を活発化させるものなど、さまざまなタイプがあります。しかし、いずれも腸にはたらきかけるもの。直腸や肛門に残っている便には効果がないので、出始めの便が硬いままなのです。

出口の便秘の場合は、肛門科では直腸を刺激してたまっている便を出す「坐剤」や「浣腸」をほどこします。ですが、ほとんどの人がおしりの便秘を自覚せず、便秘には下剤と思い込んでいます。適切な治療のためにも、まずは、自分の便秘がどこで起こっているのかを知ることが大切です。

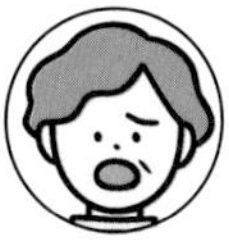

どうしても家族の前でおならができません

おならを我慢する人は、たいてい便意も我慢するため出口の便秘になりがちです。便が出口にあると、便から発生したガスによっておならが臭くなり、ますますおならを我慢するようになります。おならを我慢すると肛門に空気圧がかかり、うっ血した状態となります。それが長年続くと間接的にいぼ痔の要因になっていくと考えられます。またガスは軽いので、我慢したおならは腸に上がっていき膨満感にもつながります。

恥ずかしいという気持ちはよくわかります。ですが、「健肛」のためには、ガスが発生したらすぐに外に出すようにしましょう。

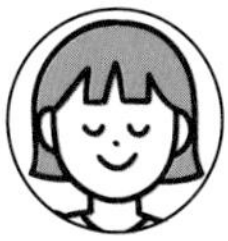

長年、便秘と顔の吹き出物、冷えに悩んでいます

便秘が続くと腸内で便が腐敗して悪玉菌が増加し、アンモニアなどの有害物質を発生させます。これらの有害物質は、腸粘膜から血液中に吸収されて全身に運ばれるため、吹き出物以外にも肌のハリやツヤをなくし、肌荒れ、くすみなど肌のトラブルを起こします。

また、腸の血流は自律神経によって調節されていますが、カラダが冷えると交感神経が優位にはたらき、末梢血管が収縮して血行が悪くなるため、さらにカラダが冷えるという悪循環に陥ってしまいます。P．１２８で紹介している「温活」で、まずはカラダの冷えを解消してみてください。

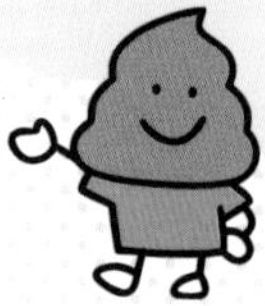

理想的な
おしりの拭き方は？

排便後もやさしくおしりをケアしよう！

洗いすぎとともに、拭きすぎもおしりに大きな負担をかけてしまいます。排便後、紙で拭くのは3回まで。便がスッキリと出し切れていれば紙も汚れないので、1回でも問題ありません。トイレットペーパーは折りたたむのではなく、テニスボール大にふわっと丸めて、やさしくポンポンと「押さえ拭き」をしましょう。拭いた後は必ず紙を見て、便がついていないか確認します。なお、女性の場合は肛門の近くに尿道や膣があるため、便がつかないように必ず前から後ろに向かって、さらに、前と後ろを別々に拭くようにしましょう。

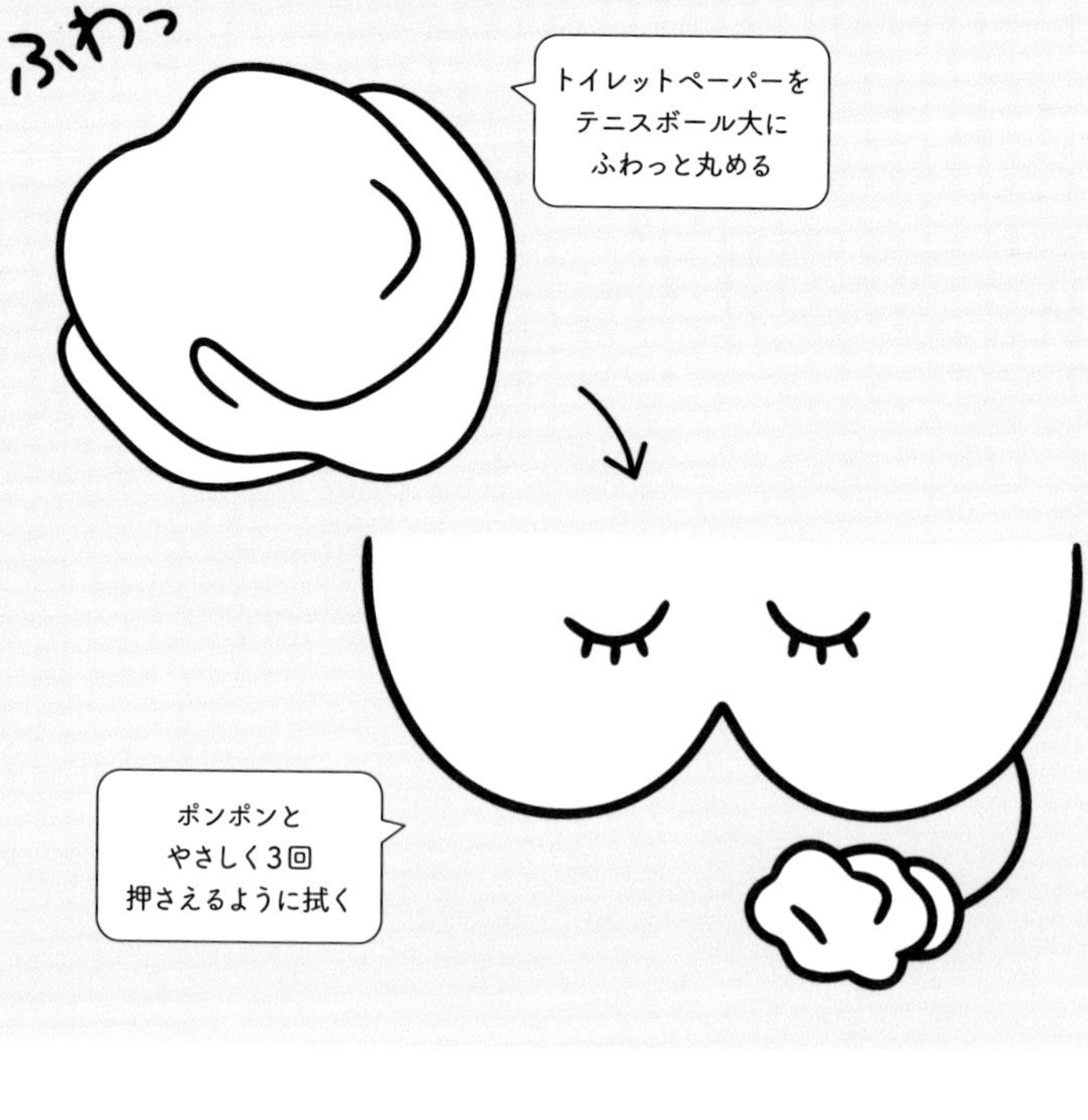
ふわっ
トイレットペーパーを
テニスボール大に
ふわっと丸める
ポンポンと
やさしく3回
押さえるように拭く

第 2 章

おしりのトラブルを予防するのも治すのもあなた自身

「出口の便秘」に下剤は効きません。下剤の特性や
正しい便秘の改善法を知って、あなたのおしりを守りましょう！

下剤に依存するのは危険

下剤は腸にはたらきかける薬

下剤には、軟らかい便をつくる「緩下《かんげ》剤《ざい》」や、腸の神経を刺激してぜん動運動を活発にする「刺激性下剤」など、いくつかのタイプがありますが、口から飲む下剤は腸に効きます。つまり、これからつくられる便には効きますが、すでにできあがって出口まで下りてきている便や、硬くなった出残り便には効きません。便が出口から出られずに困っているのに、せっせとよい便をつくって運んでも、便はそこに居続けています。便秘を自覚しているたいていの人がそれに気づかずに、便秘が治らないからと下剤を飲み過ぎて腹痛になる、下痢になるというパターンを繰り返しています。

下剤の長期使用で便が出なくなる!?

「下剤を使い続けると、だんだん薬が効かなくなる」というのは、よく聞く話です。とくに、「刺激性下剤」と呼ばれ、急性便秘の薬として有用なアントラキノン系の下剤（→P.92）は、長期間使い続けることで腸の動きが悪くなる「弛緩性便秘」を引き起こし、下剤が効きにくくなります。

そのため、効果が感じられないからと量を増やし、毎日下剤を使って排便していた人が突然使用を中止すると、本当に便が出ないカラダになってしまうのです。使用期間が長い人ほど、薬に頼らずに排便できるように戻るまで時間がかかります。安易な下剤の利用には注意が必要です。

【出口の便秘なのに下剤を飲むと……】

下剤は腸にはたらきかけて“よい便”をつくって運ぶ薬なので、
できあがった便には効かず、おなかの調子をくずすだけ！

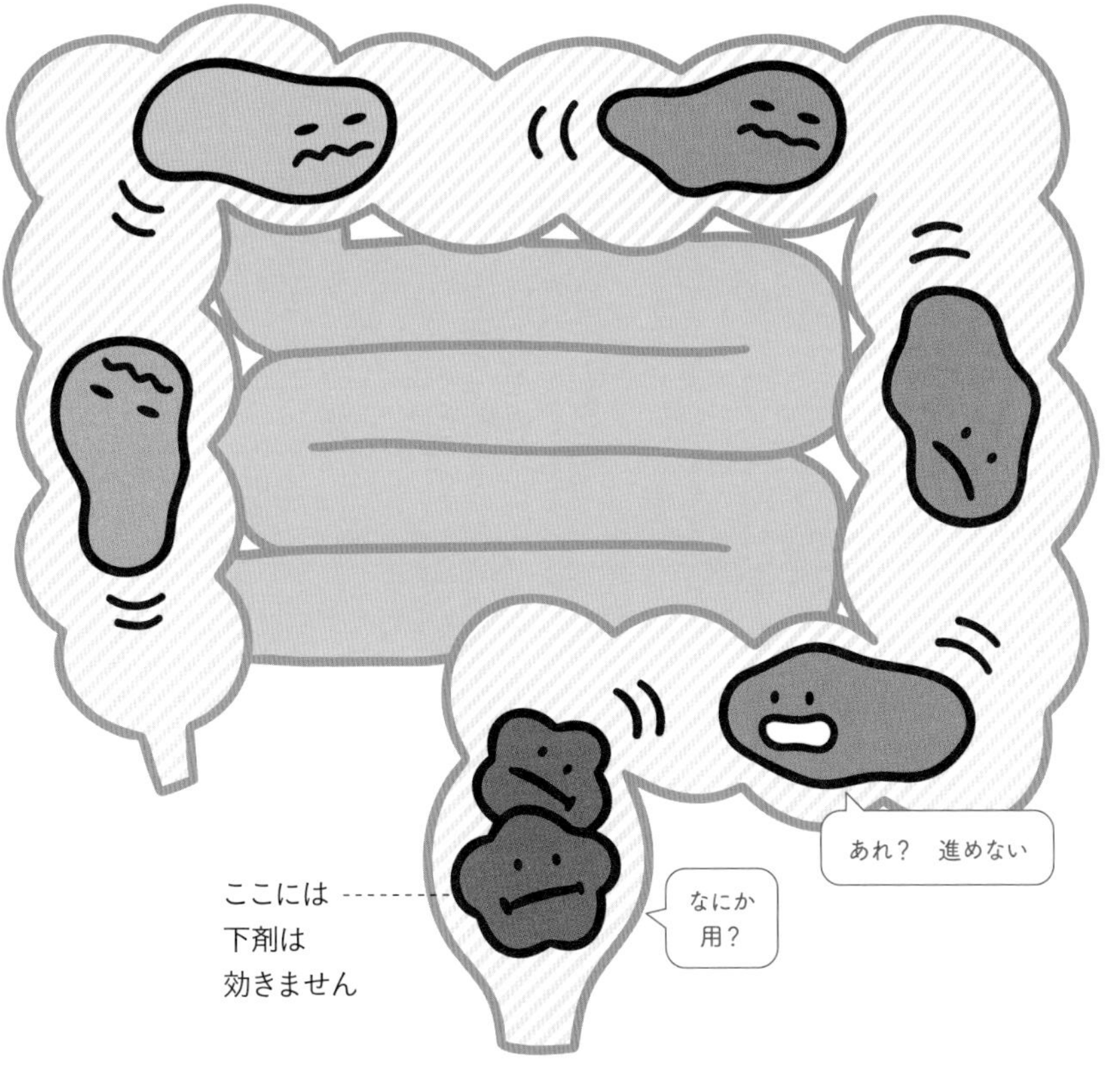

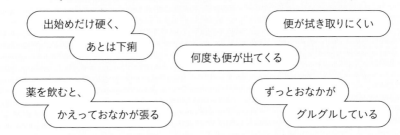

（出口の便秘なのに下剤を飲んでいる患者さんの訴え）

出始めだけ硬く、あとは下痢

便が拭き取りにくい

何度も便が出てくる

薬を飲むと、かえっておなかが張る

ずっとおなかがグルグルしている

下剤で腸が真っ黒に!?

生薬だけど危険なアントラキノン系下剤

アントラキノン系下剤は、「センナ」や「ダイオウ」、「アロエ」など、古くから漢方薬や民間療法で用いられる生薬に由来する、刺激性下剤のひとつです。効き目も強く即効性があることから、市販されている下剤の7割を占めるといわれています。

その一方、下剤の中でももっとも習慣性や依存性が強く〝クセになりやすい〟ことから、使用には注意が必要です。さらに、妊婦が服用すると子宮の収縮を起こして流早産の危険性が高まるといわれ、続けると腸が黒くなる「大腸メラノーシス」を起こすなどの問題もあり、あくまで短期にかぎっての使用が基本となっています。

わずか4カ月で腸が真っ黒に！

大腸メラノーシスは「大腸黒皮症」ともいい、アントラキノン系下剤によって大腸の粘膜が黒くなった状態です。メラノーシスとは皮膚や粘膜が色素沈着を起こした状態で、大腸がんなどの誘因にもなります。黒くなった腸は神経細胞が減少して動きが悪くなり、しだいに下剤を飲まないと便が出なくなり、排便前に腹痛やしぶり腹をともなうようにも。毎日飲んでいた場合は4カ月、ときどきしか飲まない場合でも9カ月〜1年ほどすれば腸が黒く変色し始めるので、長期間の使用は危険です。使用を中止すれば腸の色は戻りますが、使用期間が長いほど回復にも時間がかかります。

【腸を黒くする成分】

健康食品に入っている成分で、下記が表示されていたら使用を控えましょう。

センナ

アントラキノン系下剤成分のセンノシドを含む生薬。古くから便秘薬として知られ、センナ以外にも、「センナ茎」「センナリーフ」「センノシド」「センノサイド」などと表記される。「キャンドルブッシュ」「ゴールデンキャンドル」「カッシアアラタ」もセンノシドを含むセンナの仲間。

アロエ

観賞用、食用として栽培されるほか、別名「医者いらず」と呼ばれるほど民間療法の万能薬として有名。アロエには300以上の種類があり、「キダチアロエ葉粉末」など天然自然植物をイメージさせる表記になっていることもあるが、「アロエ」という言葉が入っていたら注意。

ダイオウ

漢方薬の材料としても知られる「ダイオウ（大黄）」も、アントラキノン系下剤のひとつ。センナやアロエに比べると依存性・習慣性は弱いが、便秘でもないのにダイオウ入りの漢方薬を飲んで「薬剤依存性便秘」になっている場合があるので、要注意。

カスカラサグラダ

北アメリカとケニアで栽培されているクロウメモドキ科の樹皮で、アントラキノン系下剤成分を含む。日本では「カスカラサグラダ流エキス」の名で便秘の医療用医薬品として販売されている。ハーブ系のサプリメントにも入っていることがあるので要注意。

大腸メラノーシスを起こす危険度

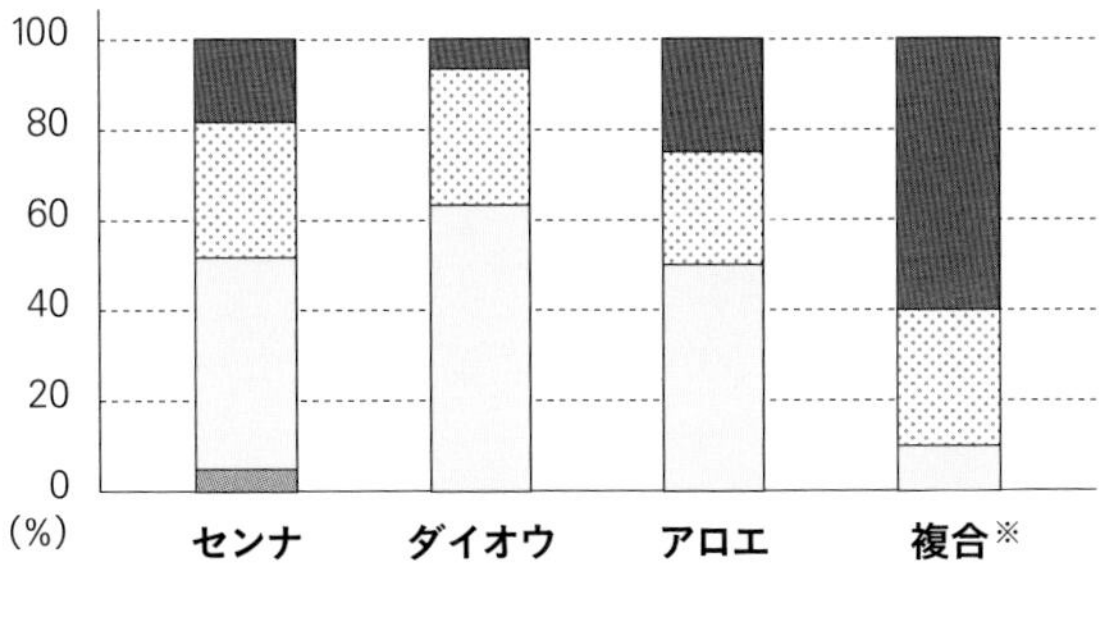

下剤は1つの成分だけ摂取するよりも、2つ、3つの成分が組み合わされたもののほうが、腸が黒くなりやすい。

「アントラキノン系下剤の種類による大腸メラノーシスの程度」2011年『漢方医学』より

※2つ、3つの成分が組み合わされたもの。

ハーブティー、やせるお茶に注意

「キャンドルブッシュ」に注意！

便秘がちな人や、痩せたい女性には、「おなかがスッキリする」健康食品やハーブティーが人気です。しかし、これらの中には前述した「センナ」や「ダイオウ」、「アロエ」などのアントラキノン系下剤成分が含まれていることがあります。

最近では健康茶などに含まれる「キャンドルブッシュ」にもセンナと同じ「センノシド」という下剤成分が含まれていることから、国民生活センターが過剰摂取に注意をうながしています。キャンドルブッシュを「ゴールデンキャンドル」などと表記を変えてわかりにくくしているケースもあるので、気をつけましょう。

「自然のものだから」と安心せずに確認を

アントラキノン系下剤は、欧米ではその作用の強さから慢性便秘には適応外とされ、医師の処方がなければ手に入れることができません。しかし、日本ではドラッグストアで手軽に購入できる市販薬にも含まれる、一般的な下剤です。しかも、下剤以外にも健胃薬をはじめさまざまな漢方薬に用いられている「ダイオウ（大黄）」もアントラキノン系下剤の一種のため、知らないうちに複数の下剤を摂取してしまっている可能性もあります。

「ハーブだから」「生薬だから」「天然のものだから」と安心せず、必ず原材料をチェックするようにしましょう。

【こんなお茶を飲んでいませんか？】

身近なところにあふれている「下剤入りのお茶」。
飲む前に必ず成分の確認を！

**〇万人以上が
愛飲の実績**

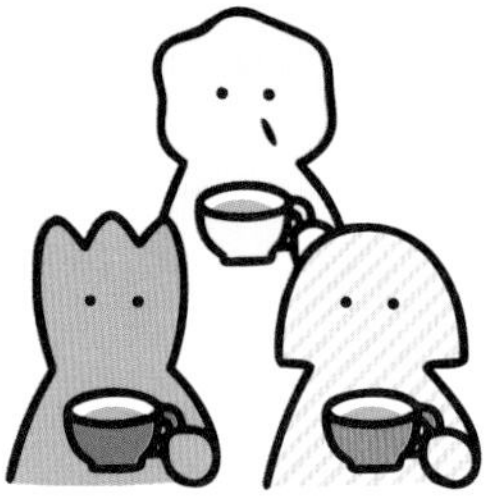

⇩

**下剤だから
誰にでも効きます**

**内側からキレイに
ダイエット！**

⇩

**脱水でやせて
腸の中が黒くなります**

**たった一杯で
朝からスッキリ！**

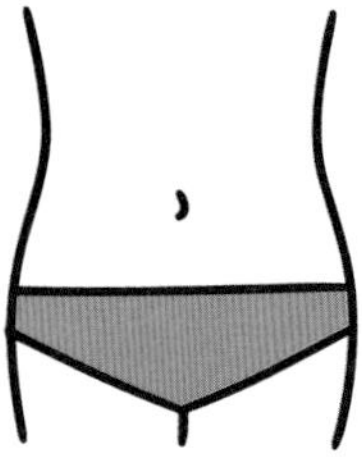

⇩

**下剤入りだから
効いて当然**

！そのほか、こんな言葉に注意

ぽっこりおなかがぺったんこ
スリム〇〇〇
スッキリやせる
植物由来原料１００％
健康茶
天然ハーブ
カラダの内側からキレイに
自然の力でスッキリ

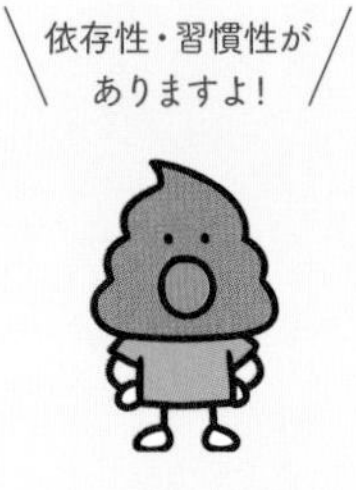

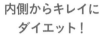

便秘の代表薬・酸化マグネシウム

安価でクセになりにくい便秘の定番薬

酸化マグネシウムは、腸管内の浸透圧を利用して便に水分を与え、やわらかくする「緩下剤」のひとつです。安価でクセになりにくく、副作用もほとんどないことから便秘の第一選択薬として用いられています。しかし、あくまでも「やわらかい便をつくる薬」であって、「便を出す薬」ではありません。

また、長期間利用することで血中のマグネシウム濃度が高くなり、「高マグネシウム血症」を起こすこともあります。「制酸剤」として胃腸薬に配合されていることもあり、高齢者や心臓病、腎臓病がある人は、慎重に用いることが大切です。

酸化マグネシウムで便秘が改善しないなら

酸化マグネシウムを飲むと「おなかが張る」、「何度も軟便が出る」、「ねちょっとした便が出てスッキリ感がない」と感じる人は、出口の便秘に必要のない下剤を飲んで、おなかの不調を招いているからです。また、下剤による軟便が肛門に残りやすいため、かえって出口の便秘が悪化しているケースもあります。

便秘の原因がどこにあるかを確かめず、「便秘だから下剤が必要」という思い込みで毎日飲んでいる人が多いです。思い切って飲むのをやめることで「酸化マグネシウムをやめたら便通がよくなった」、「痔の症状が改善した」という声をよく聞きます。

【おもな便秘薬】

代表的な下剤のタイプとその特徴を知って、適切な使い方をしよう。

塩類下剤

作用 大腸内での水分の吸収を抑制し、便に含まれる水分を多くして便を軟らかくする。大量の水分とともに飲用すると効果的。

特徴 習慣性や依存性がなく、比較的穏やかに排便をうながす緩下剤となる。

代表成分 酸化マグネシウム、硫酸マグネシウム

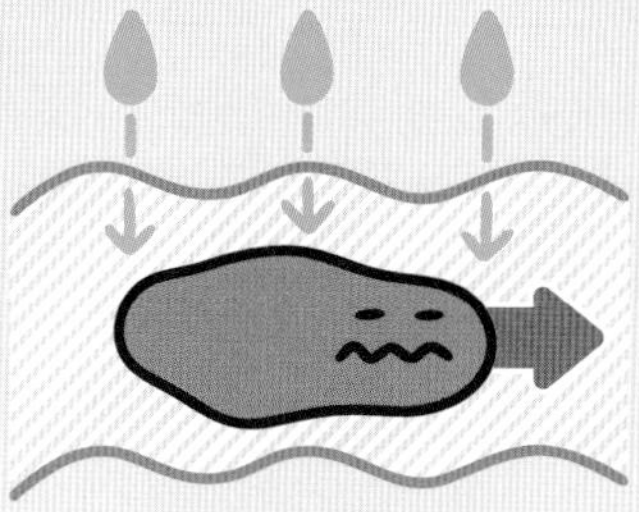

刺激性下剤

作用 腸を刺激して弱ったぜん動運動を活発にして、便の移動を促進させる。

特徴 習慣性があり、長期に用いると耐性ができて増量しないと効かなくなるため、短期の使用に限る。錠剤、顆粒、水剤、坐薬など剤型が豊富。

代表成分 センノシド、アロイン、ピコスルファート、ビサコジル

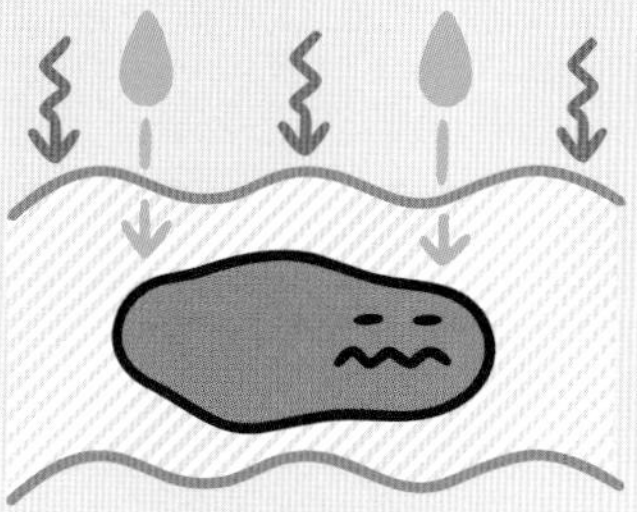

糖類下剤

作用 塩類下剤同様、便の水分量を増やして軟らかくし、排便量を増やす。

特徴 マグネシウムを含まないため、高齢者や腎臓疾患を抱えている人でも安心して使用できる。

代表成分 ラクツロース、ソルビトール

粘膜上皮機能変容薬

作用 小腸の粘膜上皮にあるクロライドチャネルを活性化し、腸管内への小腸液の分泌を促進する。2018年発売。

特徴 長期投与にともなう副作用が少ない。おもに「過敏性腸症候群」の便秘型に処方。

代表成分 ルビプロストン（商品名アミティーザ）

下剤の多用で起こる肛門狭窄《きょうさく》

大きな原因は切れ痔（裂肛）の慢性化

「肛門狭窄」とは、文字どおり肛門が狭くなり、便が出にくくなったり、細い便しか出なくなったりする状態です。その原因はさまざまですが、もっとも多いのは「切れ痔（裂肛）」の慢性化です。最初は肛門が少し切れる程度だったものが、慢性化すると傷が炎症を起こし、肛門が硬く狭くなっていきます。

肛門が狭くなると、ちょうどよい硬さの便でも肛門が切れるようになり、治らない切れ痔へと発展し、炎症でどんどん肛門が狭くなっていきます。やがて、普通だったら人差し指がするっと入るほどの太さの肛門に、指も入らなくなります。

下剤で楽をしすぎて肛門が開閉できなくなる

痔に悩む人の多くは、便秘のために下剤を利用しています。下剤を使わないまでも、食物繊維の多い食事などで便を出しやすくしようと努めています。こうして軟便や下痢便・頻便が続くと肛門の皮膚が荒れるだけでなく、それが長期にわたることで肛門が狭くなってしまいます。

軟らかい便は強くいきまなくても楽に排泄できます。そのため、肛門括約筋が十分に開かないまま硬くなって萎縮してしまい、細い便しか出なくなってしまうのです。そして、硬くなった筋肉は血行も悪くなり、これもまた痔を誘発させ、肛門狭窄を進める要因となります。

【肛門が狭くなる原因】

肛門狭窄まで進んでしまう前に、原因を知って予防しましょう。

1 切れ痔の慢性化

切れ痔の傷が便で汚れて炎症を起こすと、組織が硬くなり、開きにくい肛門に。硬くなった組織はより切れやすいため、何度も切れ痔をくり返し慢性化すると少しずつ肛門が狭くなっていく。

2 あな痔（痔瘻）

肛門の中にあるくぼみに便が入り込んで炎症を起こし、組織が硬くなって肛門の狭窄が起こる。あな痔の場合も慢性的な下痢をくり返すことで狭窄を生じることがある。

3 肛門手術

いぼ痔、切れ痔、あな痔、尖圭《せんけい》コンジローマなどの肛門の手術によって組織が硬くなり、伸縮性がなくなって細い便しか出せなくなる。レーザー手術やジオン注射（ALTA療法）※の場合も同じ。

※注射によって内痔核を硬化させ、脱出や出血などの症状を改善する治療。

4 クローン病

クローン病は、あな痔や切れ痔を生じることが多い。しかも、通常の痔と異なり、原因となるクローン病の状態によって肛門の状態も変化し、肛門狭窄の悪化と改善をくり返す。

5 洗いすぎなどの過剰衛生

洗いすぎ、拭きすぎ、こすりすぎなど、皮膚への過剰な刺激で炎症を起こし、皮膚が硬くなる。つっぱって伸縮性がなくなり、便が細くなったり、ひどくなるとおならで肛門が裂けたりすることも。

6 下剤の乱用

下剤を使って軟便や下痢便ばかり出していると、いきまなくても簡単に排便できる。そのため、筋肉が柔軟性を失って硬くなり、開きにくい肛門になってしまう。ひどくなると水様便しか出せず、指も入らないような狭窄を起こす。

7 悪性腫瘍

肛門にできた肛門がんや肛門に浸潤した直腸がんによって、肛門が狭くなる。腫瘍ができても痔だと勘違いしやすい。また、痛みがないため、ある程度がんが大きくならないと気づきにくい。

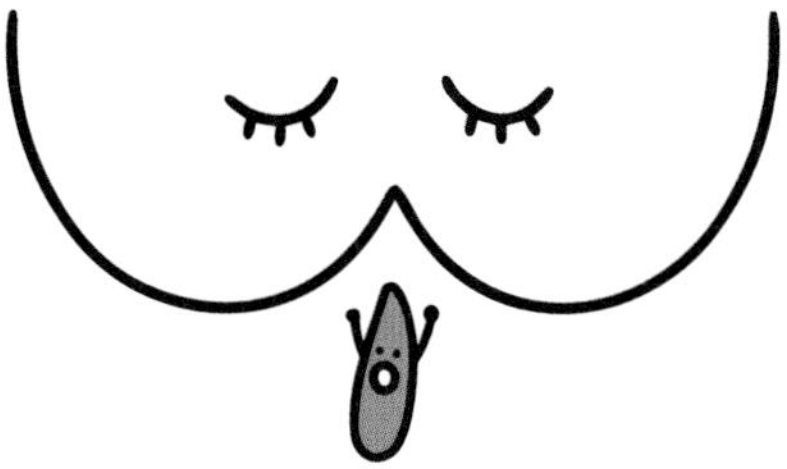

あるべき感覚を取り戻そう

「空っぽ感」獲得のために必要な4つのこと

出口の便秘の場合、全部出し切ったつもりでも、本当に出口に便が残っていないかどうかは診察しないと分かりません。

では、自分で治したい人はどうすればいいのでしょうか。それは本来感じていたはずの、おしりの「空っぽ感」を取り戻すことです。薬を使わずにおしりの「空っぽ感」を感じるためには、①食事、②睡眠、③運動、④副交感神経、この4つを変えていかなければなりません。「出口」でも「おなか」でも、便秘になっているということは、生活習慣になんらかの問題があるからです。これらを改善することが、「空っぽ感」の獲得へとつながります。

できることから始めて「空っぽ感」を感じよう

出口の便秘に腸活をしてもあまり効果はありません。しかし、「グルテンフリー」と「カゼインフリー」の体験をすることで、小麦粉や乳製品に対するアレルギーがない人も便秘や下痢が改善し、カラダのさまざまな変化を実感できます（↓P.106〜）。ここからは食生活をはじめ、質のよい睡眠のとり方、運動、トイレ作法などといった生活習慣、さらに、副交感神経を優位にするツボや反射区（P.132〜）、呼吸法（P.144）など、自分でできる方法を紹介しています。できることから試して、本来は自分の中にあるべきおしりの「空っぽ感」を取り戻してください。

【これが一番の「健肛」ポイント】

「健肛」とは文字通り、健康なおしりのこと。
便秘になる前のキレイなおしりは、だれでも取り戻すことができます。

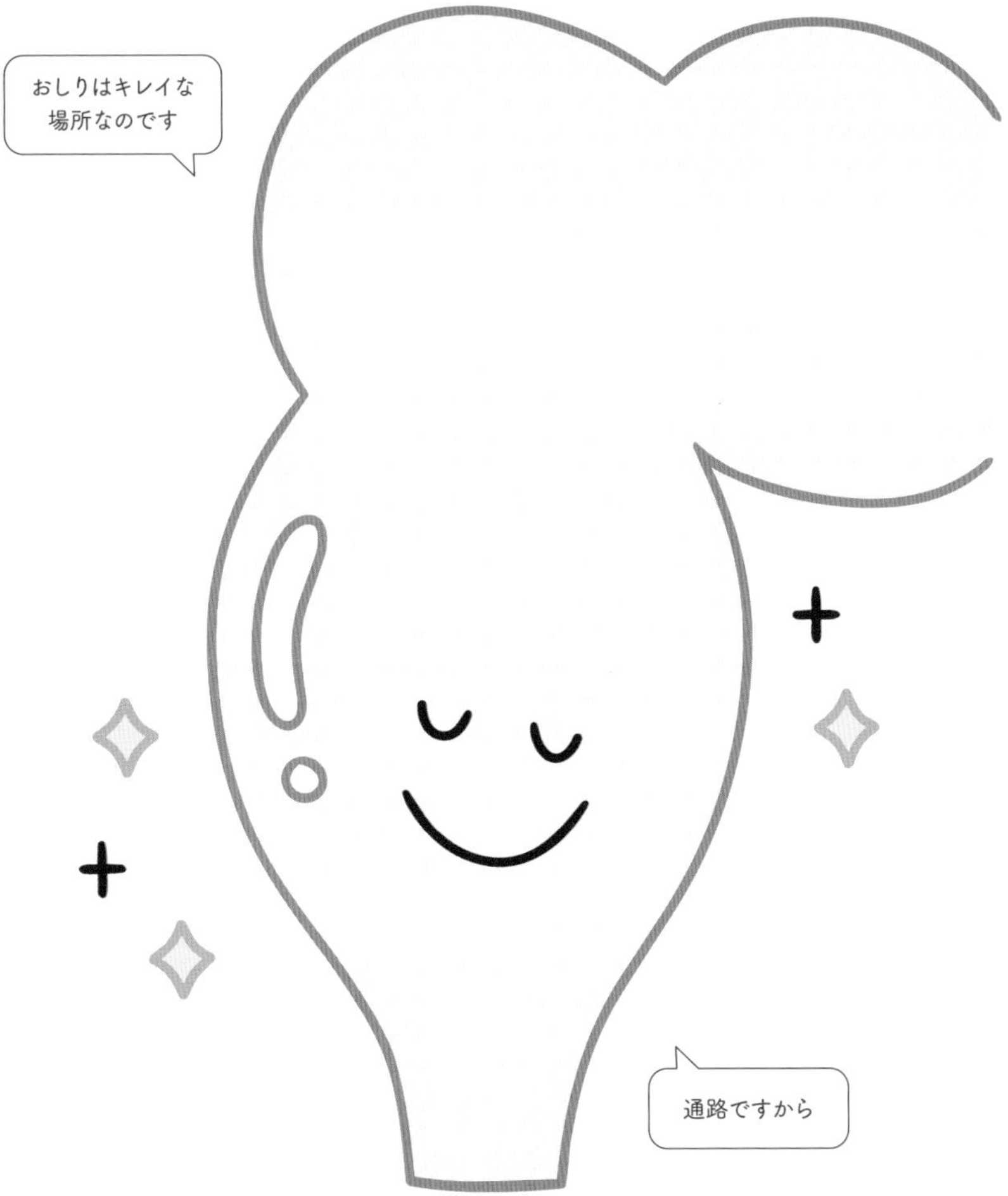
おしりはキレイな場所なのです
通路ですから

排便タイム以外の本来あるべきおしりの図です。このような状態を目指しましょう。おしりだけでなく、心もスッキリとするはずです。

便秘は生活習慣の結果

生活を改善しなければ便秘はくり返す

「便は健康のバロメーター」といわれるように、便通は食べたものの結果であり、食事だけでなく睡眠や運動、ストレスなど、あなた自身の生活の結果です。便通を正すには、これまでの便秘になるような生活習慣を改めなければなりません。

　おなかの便秘であっても、ましてや出口の便秘の場合は、下剤を使って出すことが根本的な解決にはならないのは、ここまで読んでいただけた人にはおわかりいただけたと思います。

　とはいえ、便通のためにがんばりすぎるのは本末転倒です。無理をせずできることから始めてみましょう。

カラダに悪いものを抜くことから始める

　便秘になると、多くの人が発酵食品や乳製品などの腸にいいといわれるものを摂ったり、便通をよくするには「何を食べたらいいのか」を気にしてアドバイスを求めたりします。しかし、私はいつも、よいものを摂る前に「悪いものを抜いてください」と伝えています。

　まずはカラダに悪いものを抜かないと、せっかく摂ったよいものが台無しになってしまうからです。腸に悪さをしているものをカラダから抜いて養生をしてあげることで、食べたものの栄養の吸収もよくなります。特に二重便秘の人は質のよい便づくりが、便通改善の第一歩です。

【便通のための生活指導】

便通をよくするためには、便秘になりやすい生活習慣を改善することが大切。
まずは、以下の4つに注意しよう。

食事

一般に、便秘にはヨーグルトなどの乳製品や発酵食品、食物繊維がいいといわれるが、おなかの便秘には効果的でも、おしりの便秘には効果はない。カラダによいといわれる食材でも、人によってはアレルギー症状を起こすなど、体質に合わないことも。さらに、体質だけでなくその日の体調や症状、季節によっても摂るべき食材は異なるため、自分のカラダに合った食事を摂るよう心がけよう。

睡眠

ヒトのカラダは、ほぼ24時間周期の「体内時計」をもっている。朝、光を浴びると体内時計がリセットされて、眠りを誘うメラトニンというホルモンの分泌が止まるが、目覚めてから14〜16時間後に再び分泌が始まり、眠気を感じるようになる。メラトニンの分泌はおもに光によって調節されているため、夜中に明るい場所にいると睡眠のリズムが乱れる原因となる。就寝前は部屋を少し暗めにしてすごそう。

運動

排便機能を整えるためにも、運動が大切。適度にカラダを動かすことで血行が促進され、自律神経のバランスもよくなり便秘を改善させる。反対に、運動不足は筋力が衰えて便を押し出す排便力を弱める。週○回○時間と決めて集中的に運動するより、毎日カラダを動かすことが効果的。お風呂上がりや寝る前などに軽くストレッチをしたり、駅ではできるだけ階段を使うなどしよう。

副交感神経

消化をつかさどる副交感神経のはたらきを高めるためには、睡眠の質をよくしたり、栄養バランスのよい食事を摂ったり、適度な運動をするなどして、心身をリラックスさせることが大切。交感神経を刺激しないよう、寝る前のスマホは控えよう。

また、カラダが冷えると血流も悪くなり、内臓のはたらきが低下し便秘になりやすくなる。カラダを冷やさないようにしよう。

よい便をつくれていますか？

腸内の善玉菌を増やして腸内環境を整える

「腸にいい」といわれる食品の多くは、腸の中の善玉菌を増やして腸内細菌のバランスを整えるものです。腸内細菌は、善玉菌2：悪玉菌1：日和見菌7のバランスが理想とされますが、このバランスがくずれて悪玉菌が増えると、便秘や下痢、肌荒れやアレルギーなどを引き起こします。腸内環境がよくなった人は、腸のぜん動運動も活性化して排便のリズムが安定するため排出力も高まり、その結果、出口の便秘も改善に向かいます。ただし、注意しなければならないのは、多くの人ががんばっている「腸活」は、実は体質に合わず、腸に悪さをしていることも多いのです。

不調の原因となるグルテンとカゼイン

腸に悪さをする代表的な食品が、小麦と乳製品。小麦に含まれるグルテンと、乳製品に含まれるカゼインという2つのたんぱく質です。小麦粉に水を加えて練ることでできるグルテンは、パンや麺に粘りと弾力を与えておいしくする成分で、カゼインも乳製品に含まれる高栄養のたんぱく質です。どちらも消化されにくいため腸内にとどまって下痢や便秘、おなかの張りなどの原因となり、慢性の疲労感や集中力低下、アレルギー疾患などさまざまな症状を引き起こします。さらに、腸壁に炎症を起こして「リーキーガット症候群」（→P.81）の原因にもなります。

【グルテンフリー・カゼインフリーの食品】

自分の体質を知るためにも、まずは下図を参照して
２週間のグルテンフリー・カゼインフリーな生活をしてみよう。
左はおすすめの食品、右はなるべく避けたい食品。

グルテンフリー	
○ 米、玄米、せんべい、そば粉100%のそば、大豆粉、オートミール、コーンスターチ、きび、もち米、もち、あわ、ハトムギ、かたくり粉、白玉粉、小麦粉の入っていない調味料、鶏ガラスープの素（粉末・液体）	× 小麦、パスタ、パン、ラーメン、うどん、そうめん、ピザ、天ぷら粉、お好み焼き、シチュー、たこ焼き、ケーキ、パイ、焼き菓子類、しょう油、穀物酢、ソース、ケチャップ、カレールーなど、顆粒だし、コンソメ、白だし、ブイヨン

カゼインフリー	
○ 豆乳、豆乳ヨーグルト、アーモンドミルク、ライスミルク、ココナッツミルク △バター※	× 牛乳、ヨーグルト、チーズ、生クリーム、アイスクリーム、カスタードクリーム、ハム・ソーセージなどの加工食品、コーヒーフレッシュ

※バターは乳製品であるが、ほぼ脂質で占められているため、カゼインはごく少量。

食事療法をまずは2週間

2週間、食事から小麦粉と乳製品を抜く

小麦粉や乳製品を摂らない「グルテンフリー」や「カゼインフリー」は、もともと※セリアック病や乳糖不耐症の人のための食事療法です。ですが、テニスのノバク・ジョコビッチ選手が実践して、長年悩まされていた体調不良が改善したことで一躍有名になりました。

パンやパスタ、ヨーグルトなど、日常的に食べている小麦や乳製品を「完全に」抜くのは大変なことですが、グルテン・カゼインフリーの生活をすることで、便通が改善するケースが多いのです。カラダの変化をしっかりと感じるためにも、まずは2週間、チャレンジしてみてください。

調味料に含まれる小麦に注意！

グルテンフリーで意外な盲点となるのが、調味料です。しょう油や味噌などの調味料にも小麦粉が入っていることがあります。とくに、ソースやケチャップに入っている「醸造酢」は、表示義務がないため原料がわかりません。調味料は必ず成分表をチェックし、できればグルテンフリーと表記されたものを購入すると安心です。

日本では、グルテン・カゼインフリーの食材はまだまだ多くはありません。まずは2週間のグルテン・カゼインフリーで体調の変化を実感したら、「パンやパスタ、牛乳を控える」くらいのゆるい食事療法を続けるのもよいでしょう。

※グルテンに対する免疫反応が腹痛や下痢、おなかの張りなどをもたらす遺伝性の自己免疫疾患。

【進め方のコツ】

完璧にできなくても、以下のコツを押さえてもらうだけで
便通が改善する人が多い。

Point 1 パン好きは米粉パンを

「朝食はパン派」という人は、米粉のパンに代えてみよう。小麦の代替品として使われることの多い米粉だが、最近は市販の米粉パンも増え、比較的手軽に手に入るようなってきた。米粉はグルテンを含まないうえ「アミノ酸スコア」※も小麦より高く、油の吸収率が少ないなど、小麦に比べてヘルシーな食材。なお、オートミールの原料となるオーツ麦はグルテンフリーだが、全粒粉やライ麦は少量だがグルテンを含むので注意！

Point 2 市販の米粉パンは成分表示をチェック

最近では、一部のスーパーやコンビニなどでも見かけるようになった米粉パン。しかし、必ずしも米粉パン＝グルテンフリーというわけではなく、小麦が混ざっていたり、小麦グルテンを添加しているものもある。また、製造工程における小麦の混入がある場合があるため、購入の際には原材料に「グルテン（小麦を含む）」の表記や「製造工場では、小麦を含む製品を生産しています」などの注意表示がないか、確認を。

Point 3 麺好きはグルテンフリーパスタ、十割そばを

パスタやラーメン、うどんなど、多くの麺類は小麦粉が原料となっている。ランチや軽食に欠かせない麺類は、つなぎの入っていないそば粉100%の十割そばや、ベトナムのフォーなどの米粉からできた麺、こんにゃく麺などに代えよう。米粉やこんにゃくでできた麺は、独特の食感がクセになるほか、低カロリーでダイエットにも人気。最近では、豆や米、トウモロコシなどを原料としたグルテンフリーのパスタも市販されている。

Point 4 大豆は発酵しているものを

良質な植物性たんぱく質をはじめ食物繊維やビタミン、ミネラルなども豊富な大豆は、グルテンフリーの強い味方。大豆粉やおからパウダーは、米粉とともに小麦の代替品としても人気がある。さらに、納豆や味噌などの発酵性大豆食品には、シワやシミなど皮膚の老化防止、更年期症状の緩和、骨粗しょう症の予防などに効果がある「イソフラボン」が豊富に含まれているため、積極的に摂りたい食品のひとつ。

※食品に含まれる必須アミノ酸の構成比から、たんぱく質の栄養価を判定する方法。

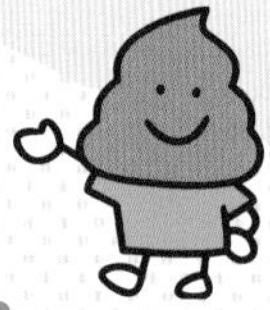

グルテンフリー、カゼインフリーの効果

便秘以外にも原因不明の体調不良が続いている場合は、もしかすると小麦や乳製品が原因かも!? グルテンフリー、カゼインフリーがもたらす8つの効果について見てみよう。

1 便通がよくなる

グルテンやカゼインは、腸内で炎症を起こし、便秘や下痢などの原因となるといわれています。未消化のグルテンやカゼインが腸にたまることで腸の粘膜に炎症を起こし、細胞間のつながりがゆるくなって「リーキーガット症候群」を起こすため、便通異常のほか、だるさ、疲れやすさ、アレルギーなどの症状を引き起こすことも。

便通のために毎日食べていたヨーグルトをやめたことで便秘が改善した、というケースはよくあります。

2 下痢が止まる

腸内環境が整うため、下痢などの症状が改善します。また、牛乳を飲むとおなかがゴロゴロする、下痢をするなどの「乳糖不耐症」の人だけでなく、乳糖は大腸内に水を呼び込む性質があります。そのため、毎朝のパンと牛乳をやめただけで長年の軟便や下痢が止まる例も。

3 やせる

小麦粉や乳製品を使った食品にはパンやパスタにチーズ、生クリームなど、カロリーが高いものが多いため、これらを絶つことで1日の総カロリー数が減ること、スナック菓子やカップラーメンなどの加工食品を摂る機会が減ることが大きな原因のようです。さらに、もちもちふわふわの食感を生み出すグルテンをカットしたことで、咀嚼《そしゃく》回数が増えて間接的に痩せることにつながると考えられています。

4 肌がキレイになる

腸内細菌のバランスがくずれると、悪玉菌が生み出す有害物質が肌荒れの原因となります。また、小麦粉の摂りすぎは、エネルギーとして使われなかった過剰な糖分が体内のたんぱく質や脂質と結びついて「糖化」を起こし、シミやシワ、たるみやくすみといった肌トラブルの原因となります。そのため、グルテンフリーやカゼインフリーによって腸内環境が整うことで、肌ツヤがよくなる人が多いのです。

5 肩こり・頭痛が治る

筋肉は、筋膜と呼ばれる薄い膜が萎縮や癒着を起こすと、こりや痛みを招くといわれます。理由は定かではありませんが、小麦粉を多く摂る人は筋膜の癒着が強い傾向にあるといわれ、カゼインや糖にも同じ傾向があることから、小麦粉や乳製品を絶つことで硬かった筋肉がほぐれ、肩こりや頭痛が改善されるのではないかと推測されています。

6 食後のあとに眠くならない

糖質（炭水化物）を摂ると血糖値が上がり、膵臓から分泌されるインスリンによって下がります。その際に糖質の摂りすぎなどで「血糖値スパイク」と呼ばれる急激な血糖値の変化が起こると、低血糖状態となって眠くなります。糖質、とくに小麦を絶つことで血糖値スパイクが起こらず、食後も眠くなりません。

7 カラダがだるくならない

血糖値が急上昇・急降下する血糖値スパイクは、眠気だけでなく倦怠感やイライラ、頭痛などを引き起こします。ふだん感じていた倦怠感などのカラダの不調は、この血糖値スパイクが原因かもしれません。

8 頭がスッキリする

脳は、低血糖状態になるとエネルギー切れとなって頭がスッキリせず、集中できない状態となります。小麦には、血糖値スパイクを起こしやすい「アミロペクチン」という成分が含まれるため、グルテンフリーにすることで頭がスッキリします。

夕食は20時までに摂る

夕食は、就寝の3時間前までにすませる

よい便をつくれるようになったら、よい便を出せるようにしましょう。食べたものが便となって出るまでには、平均で半日〜1日かかります。内臓は寝ている間も休みなくはたらいていますが、できれば寝る3時間前までには夕食を終えておくと、朝起きたときに排便できる確率が高まります。

そのためには、20時くらいには夕食を終えていたいものですが、忙しいと夕食が21時、22時という人も多いでしょう。残業などで夕食が遅くなる場合は、先に夕食をすませるなどの工夫をしましょう。

ただし、朝型の生活が合わない人は、必ず朝の排便にこだわる必要はありません。

「ありがとうございます」を一口で3回唱えながら噛む

早食いは、食べものをよく咀嚼する前に飲み込むため胃に負担をかけるうえ、空気を一緒に飲み込んでしまうのでおなかにガスがたまりやすくなります。反対に、ゆっくり噛んで食べることで満腹感を得やすくなり、唾液に含まれる消化酵素のアミラーゼがでんぷんを分解して、消化吸収を助けます。食事のときは、一口30回を目安に噛むようにしましょう。

その際、一口ごとに数字を数えるよりも、「ありがとうございます」を3回唱えながら噛むと、楽に30回数えることができます。食事をつくってくれた人や食材への感謝の気持ちを込めながら、唱えましょう。

【夜、寝る3時間前に食事を終えよう】

朝排便をするには、遅くても20時までには夕食を摂るようにしたい。

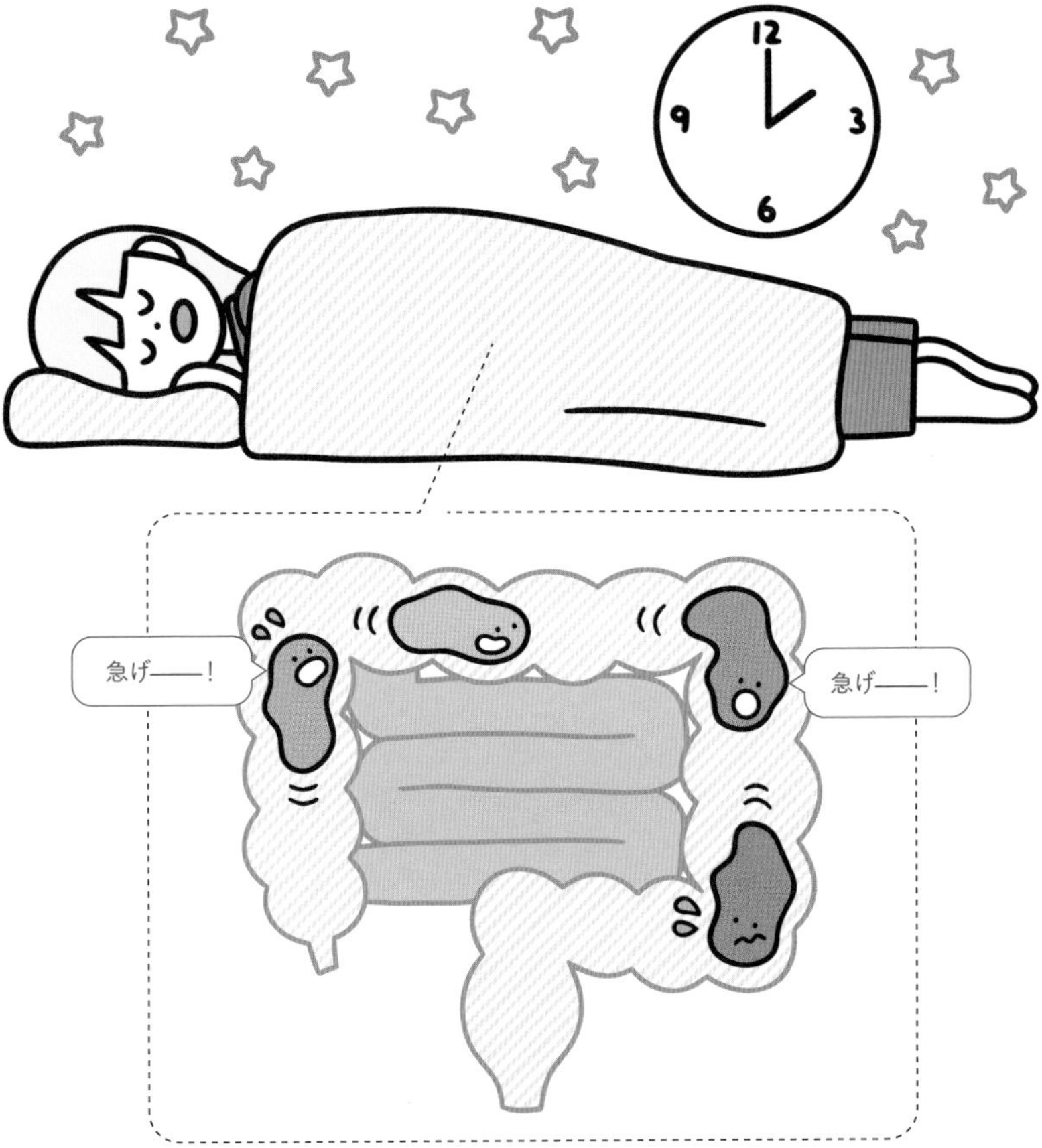

便は食べたものや体質にもよるが、だいたい食後12〜24時間程度で排泄される。「出したくなったらすぐに出す」ライフスタイルを確立することが大切。

モーニングルーティンは×

便意がないのにトイレは逆効果!?

慢性的な便秘の人の中には、規則正しい排便のために「朝起きたら1杯の水を飲んで決まった時間にトイレに入り、おなかのマッサージなどをしながら10分くらい便座に座って便意がくるのを待っている」というモーニングルーティンをしている人がけっこういます。しかし、出口の便秘の場合は、朝の排便にこだわらなくても大丈夫です。もちろん、朝は排便のゴールデンタイムで、朝排便できると、一日の活動がしやすくなる人は多いでしょう。ですが、便意がないのにトイレに行っても、便は出ません。逆に無駄に気張る習慣をつけると痔の原因をつくってしまいます。

「ながらトイレ」はおしりに負担がかかる

突然ですが、あなたは1回のトイレにどれくらい時間をかけていますか？ 中には「落ち着くから」と、30分とか1時間もトイレにこもって本を読んだり、スマホをいじったりしている人がいますが、それは危険です。なぜなら便座に座ると肛門が座面より下になり、おしりに負担がかかるからです。トイレは、原則5分以内が理想。便意もないのにトイレに行ったり、残便感があるからと無理にいきみ続けたりせず、出ないときはいったんトイレから出てください。水を飲む、カラダを軽く動かすなどして、再度便意を感じてからトイレに行くようにしましょう。

【トイレスマホしてませんか？】

ついついしがちなトイレでのスマホいじり。
5分、10分の短時間でも、続けるうちに痔の原因に!?

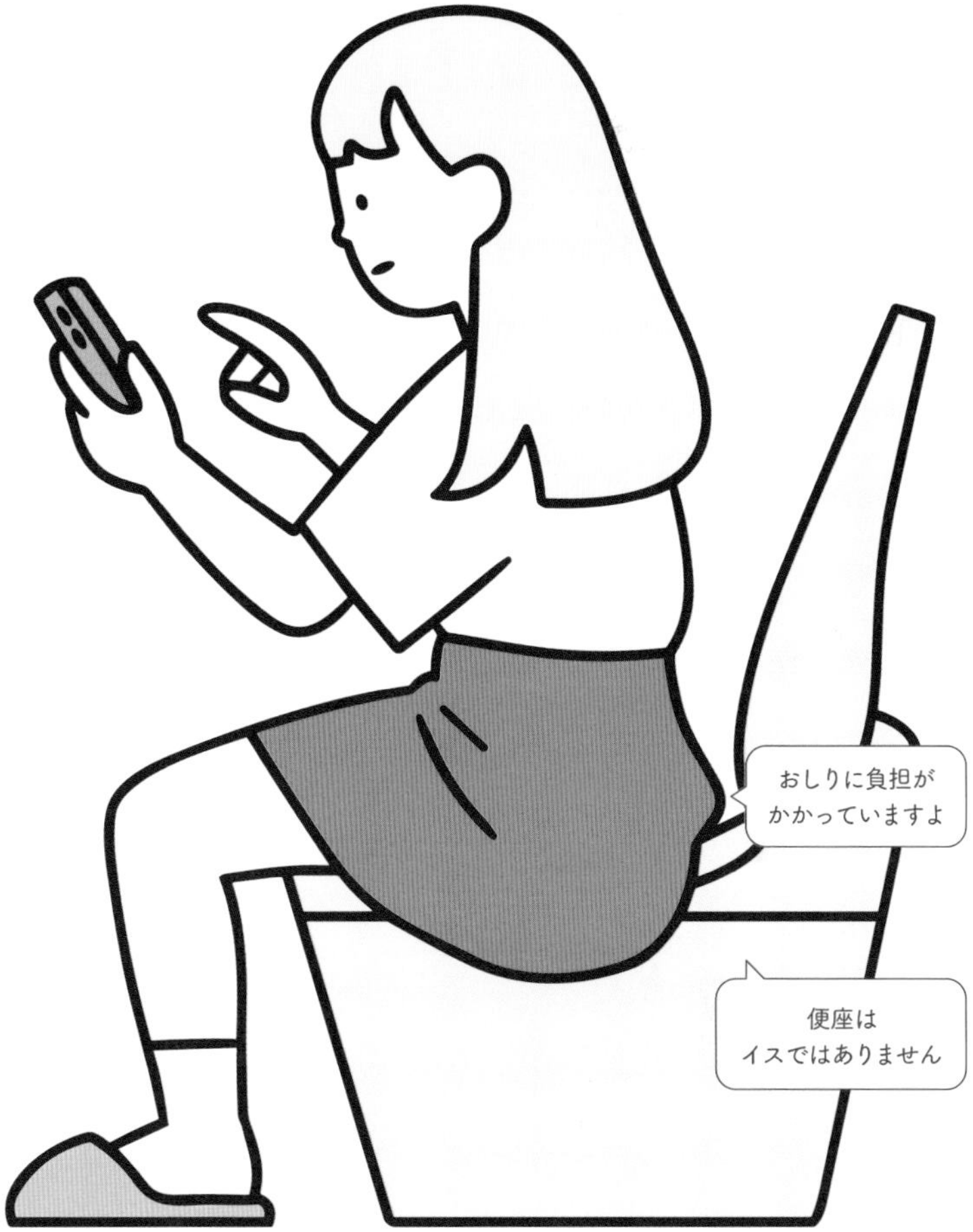
おしりに負担が
かかっていますよ
便座は
イスではありません

便座はイスと違って、座ると肛門が座面より下になってしまう。
そのため肛門に負担がかかり、うっ血して痔の原因となる。
トイレにスマホを持ち込むのはやめよう。

したくなったらすぐトイレへ

排便に必要な3つの力を備えよう！

正常な排便には、①便感知力、②共腸力、③排出力、という3つの力が必要です。

「便感知力」とは、（肛門内の）便の有無がわかる、感じる力のこと。肛門に便をためすぎなければ感覚がマヒせず、下りてきた便をすぐに感じられる体質になります。

「共腸力」は、便を感知したら腸のぜん動運動が起こって便を押し出そうとするはたらきを起こす力です。この力を利用することで便が出やすくなります。

「排出力」は、便が下りてきて肛門が弛緩する「排便反射」を利用して、無理なく排便する力です。3つの力のうち、どれが欠けても正常な排便ができなくなります。

便意を感じたときがベストな排便タイム

3つの力のうち、私たちが意識してコントロールできるのは排出力だけです。「排便反射」は長時間続くわけではなく、便意が起こったときに排便しないと、出残り便となり、トイレを我慢して排出力を抑えると、共腸力が低下します。このような状態が続くと便感知力も衰え、反対にためられる出残り便の量がどんどん増えて、出口の便秘がひどくなってしまうのです。

朝の排便にこだわる必要がないことは述べました。便意がきたら昼でも夜でも外でも職場でも我慢をしないで、すぐにトイレに行く習慣をつけて排出力を取り戻しましょう。

【消臭剤を活用しよう】

排便後のニオイが気にならない消臭剤の使い方を覚えて、
外出先でも我慢をしないで快便を心がけよう。

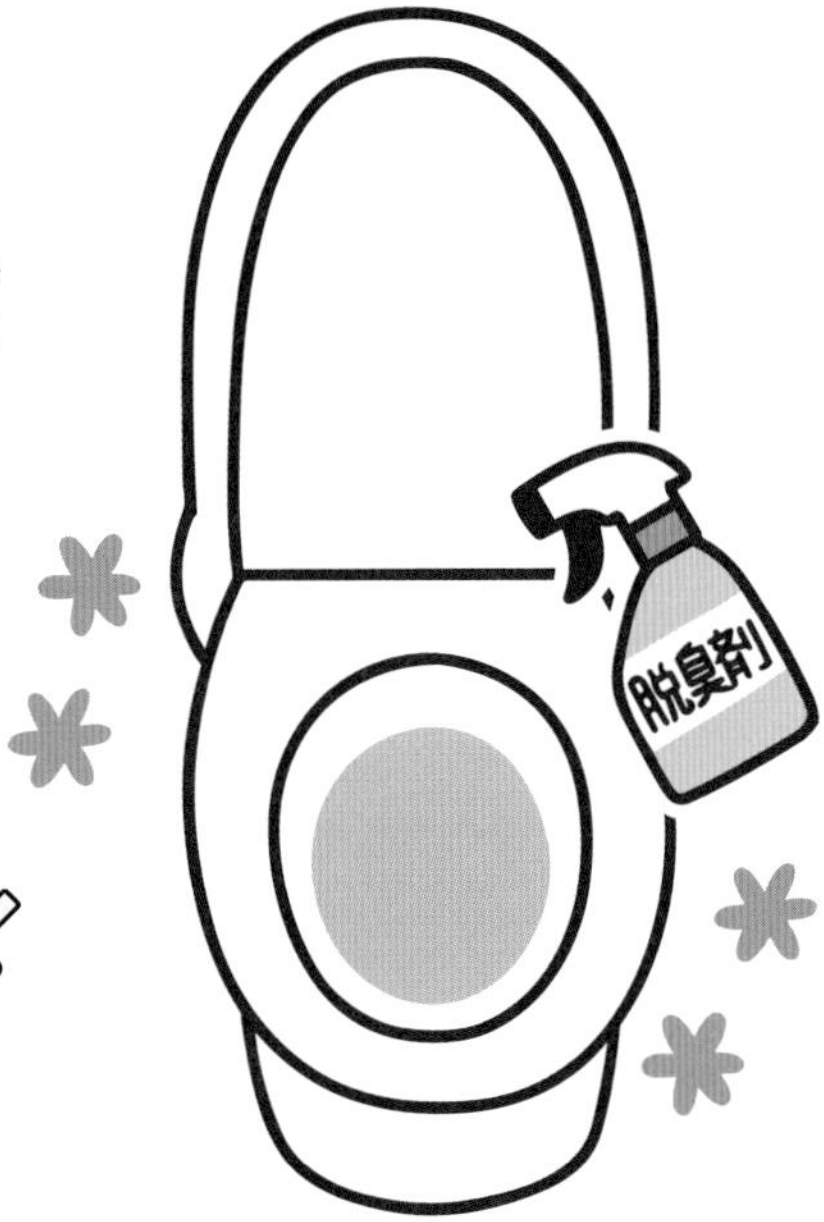

1

ふだんは排便後に使う消臭剤を、排便前に便器の中に向かってスプレーする。

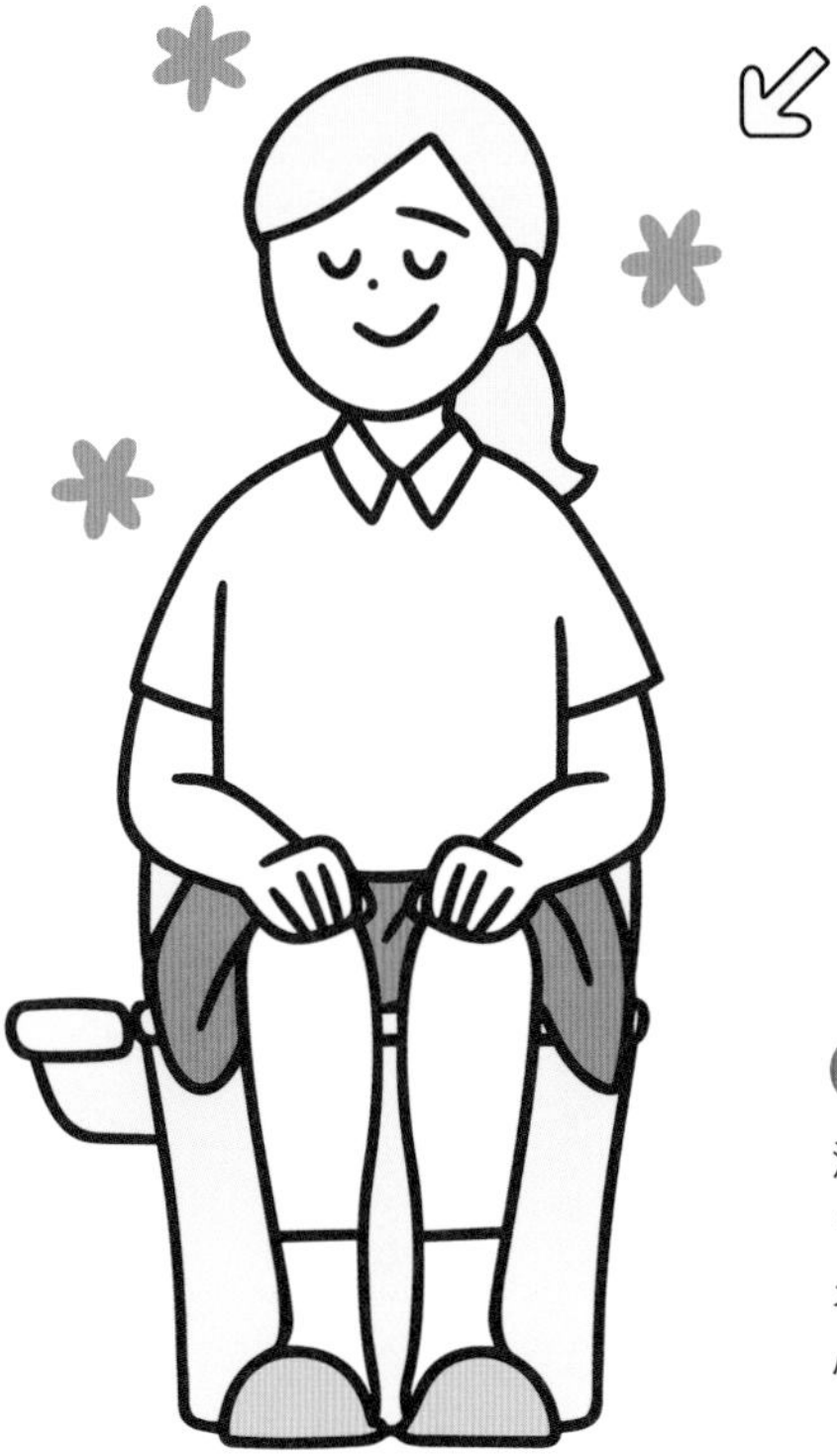

2

消臭剤のスプレーの香りでリラックス。さらに便のニオイが気にならないので安心！

便が出やすい姿勢をとろう

便座に座ったら「考える人」になってみる

スムーズな排便のための姿勢として、よく例にあげられるのが、フランスの彫刻家・ロダンの「考える人」のポーズです。しゃがんで前傾姿勢になったこのポーズだと、直腸と肛門の角度がまっすぐになり便が出やすいうえ、肛門を締めつける筋肉がゆるむので、大多数の人にとっては排泄しやすいポーズといえます。さらに、ひじから先の部分をひざのほうに置くことで、前傾姿勢が安定します。

ただし、直腸と肛門の角度や腸の大きさ・形は人それぞれ。「この姿勢だと便が出にくい」という人は、自分に合った姿勢をいろいろ試してみるとよいでしょう。

和式トイレでの姿勢が排便のベストスタイル!?

「考える人」のポーズで便が出にくい人は、かかとをもち上げず、足の裏全体が床につくようにしてみてください。かかとを浮かすよりも、余分な力が抜けてリラックスできます。足裏が床につかないときは、足元に踏み台を置き、太ももをおなかに引き寄せるようにして、上体を前傾させると排便しやすくなります。

実はこれ、和式トイレでの姿勢と同じです。和式トイレの姿勢は背骨がまっすぐになり力が入りやすくなる一方、長時間踏ん張ると足がしびれてくるので自然とトイレの時間が短くなり、いきみすぎ防止にも役立ちます。

【自分の排便姿勢を見つけよう】

オススメは「考える人」のポーズ。
それが合わないときは、自分がいちばんスムーズに排便できる、
自分なりのベストポーズを探してみよう！

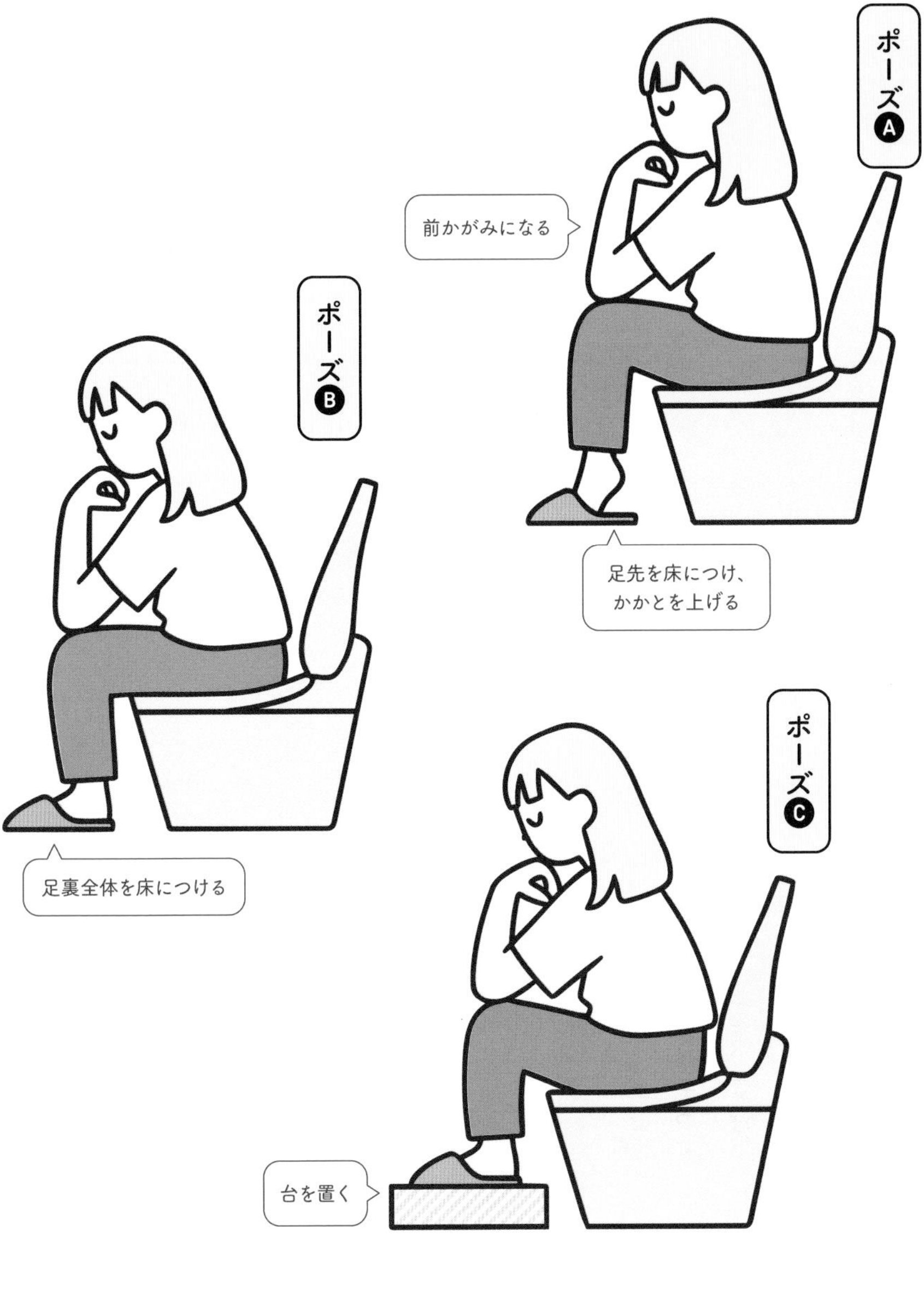
ポーズA
前かがみになる
足先を床につけ、かかとを上げる
ポーズB
足裏全体を床につける
ポーズC
台を置く

排便反射を味方につけよう

便をスムーズに出すには排便反射といきみが必要

便が直腸に下りてくると便意が起こり、肛門括約筋がゆるんで排出できるようになることを「排便反射」といいます。この排便反射が起こったときに軽くいきむのが、もっとも肛門に負担をかけずに便を出すコツです。どんなに快便の人でも、排便反射といきみ、この2つが揃わずに排便するのは難しいです。

ただし、いきみすぎは禁物。腹圧をかけていきむことで肛門がうっ血して腫れたり、逆に閉まってしまい、かえって便が出にくくなったりすることもあります。

排便反射が起こったタイミングを大切にして、スムーズな排便を心がけましょう。

呼吸を利用して便を出しやすくする

軽くいきんだだけでは便が出ないときは、大きく息を吸い込んでおなかをふくらませ、カラダの力を抜いて、ゆっくり息を吐きながらいきんでみてください。深呼吸で息を吸い込むときにおしりの穴が開くので、強くいきまなくても排便しやすくなります。

いきむときは、「息を止めて青筋立てていきまない」ことが大切。両手を挙げてバンザイしたり、横に伸ばしたりすると、いきみすぎ防止に有効でリラックス効果も。1回のいきみを10秒以内にし、4、5回いきんでも出ないときは、残便感があってもいったんトイレから出ましょう。

【1回のいきみは10秒以内】

いきんで便を出すのではなく、
いきみは排便反射を後押しする最後の一押しと心得よう。

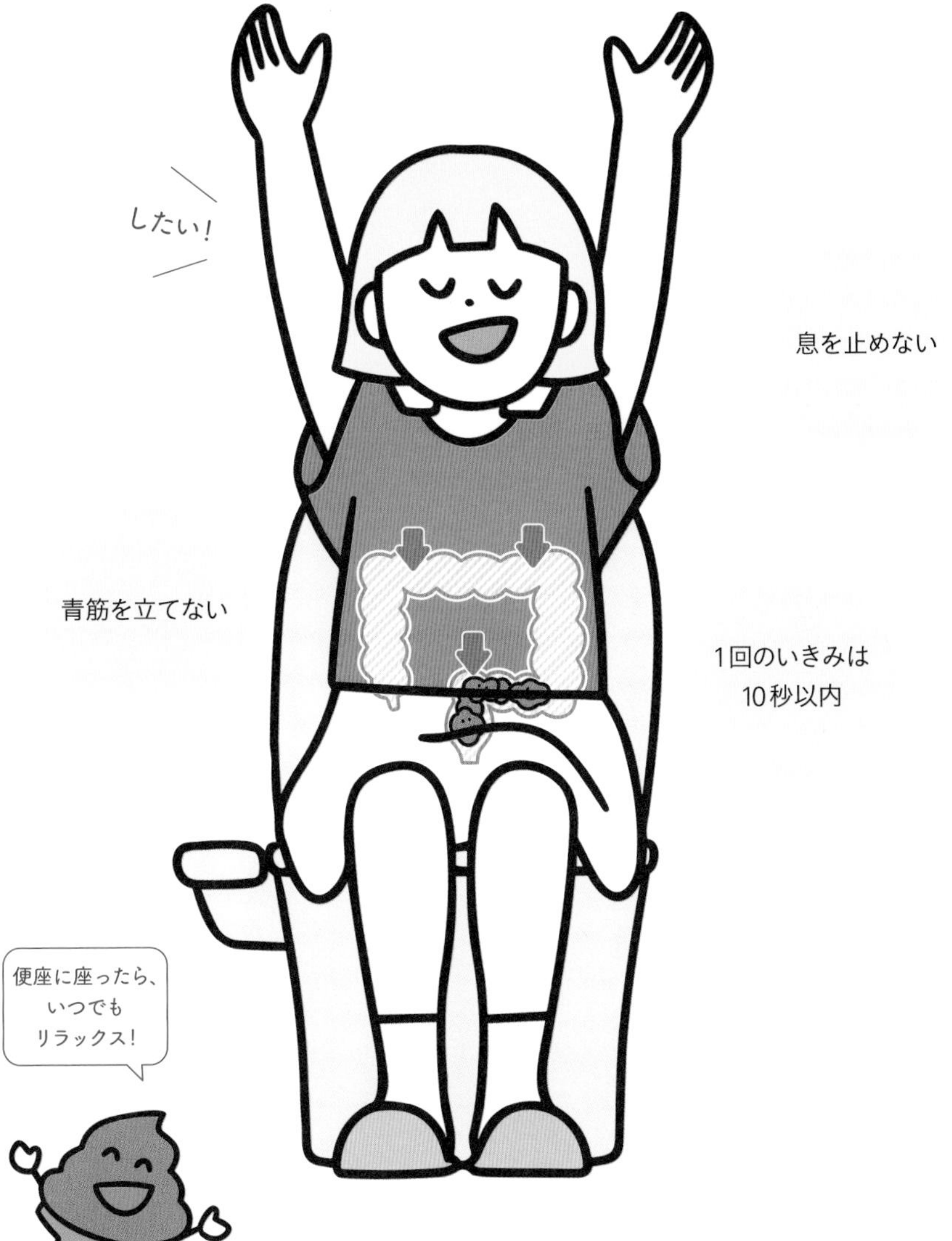
したい！
息を止めない
青筋を立てない
1回のいきみは
10秒以内
便座に座ったら、
いつでも
リラックス！

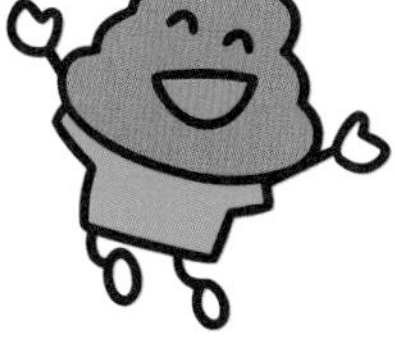

重力を味方につけて重い便を下に移動させるイメージで、
ゆっくり息を吐きながらいきむ。

温水洗浄はゆるく3秒以内

温水洗浄便座は1日1回に

前章でもふれたように、いまや排便後の温水洗浄便座によるおしり洗いは〝常識〟となっています。そのため、現在おしりにトラブルを抱えていない人には、肛門にやさしい温水洗浄便座の使い方をオススメしています。それは、「水圧はいちばん弱く、水温はいちばん低く、洗浄時間は3秒以内、洗浄回数は1日1回」というもの。

皆さん驚かれますが、それ以上になると皮膚の善玉&美肌菌である「表皮ブドウ球菌」が洗い流されてしまい、肌荒れを起こしてしまうのです。さらに、肌のバリア機能を失うことで免疫も低下して、菌やウイルスにも感染しやすくなってしまいます。

公共のトイレでは洗浄しないで

公共の温水洗浄便座は要注意です。同じノズルを共有することで、肛門にあたった後に飛散した水が、膣や尿道に入り込んで膀胱炎やさまざまな感染症を起こしたり、場合によっては性病に感染したりする例も増えています。

便秘とは離れますが、ビデのほうが危険といわれています。繰り返す膀胱炎の原因は温水洗浄便座のビデにあったという論文が泌尿器科領域で出ています。膀胱炎から菌が広がり、尿管炎や腎盂炎になったという症例や、膣炎、子宮内膜症、妊婦が早産になったというケースも報告されています。おしりとともに膣の洗浄も要注意です。

【どうしても温水洗浄便座が使いたい人は】

「排便後におしりを洗わないのは気持ち悪い」という人は、
1日1回、下記の条件を守って使用しよう。

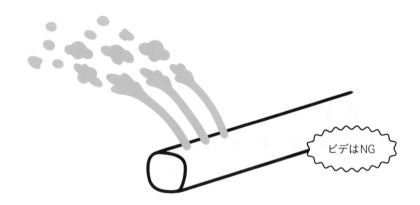

❶水温は人肌以下にする

❷ゆるい水圧で

❸3秒以内

❹温風乾燥はしない

❺公共のトイレでは使用しない

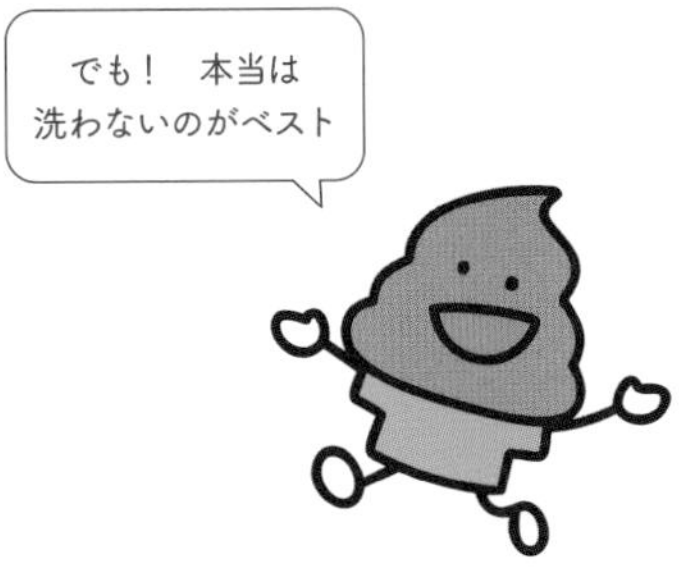

まずは、その場でマッサージ

下腹部をゆする マッサージが有効

「トイレに行ったけど、なかなか出ない」、「便は出たけど、まだ残っている気がする」ときは、おなかのマッサージをしましょう。

このときのマッサージは、便の流れをうながすように腸を刺激する「の」の字マッサージではなく、下腹を上下にゆすって刺激します。おなかの便秘でおなかが張る、3日以上排便がない、といった場合は「の」の字マッサージが有効ですが、便がすでに出口付近までできている場合は、出口付近をゆすって刺激するほうが効果的です。

この「下腹部ゆすり」をすると数十秒で便意がきたり、軽くいきむだけで便が出やすくなったりします。

効かないときは トイレから離れる

「下腹部ゆすり」の方法は次のとおりです。

①便座に座り、「考える人」のように上体を少し前かがみにします。かかとは床につけても、つま先立ちでもかまいません。

②両手の親指をおへそに置き、左ページのイラストのように下腹を包み込むようにもちます。

③いきまずにリラックスしたまま、おなかを上下にやさしくゆすりましょう。

多くの人がその速効性を確認しているマッサージですが、このマッサージでもなかなか効果があらわれないときは、いったん諦めて、トイレから離れて再び便意がくるのを待ちましょう。

【下腹部ゆすりをしてみよう】

おなかではなく、便がある下腹部を上下に刺激するのが効果的。

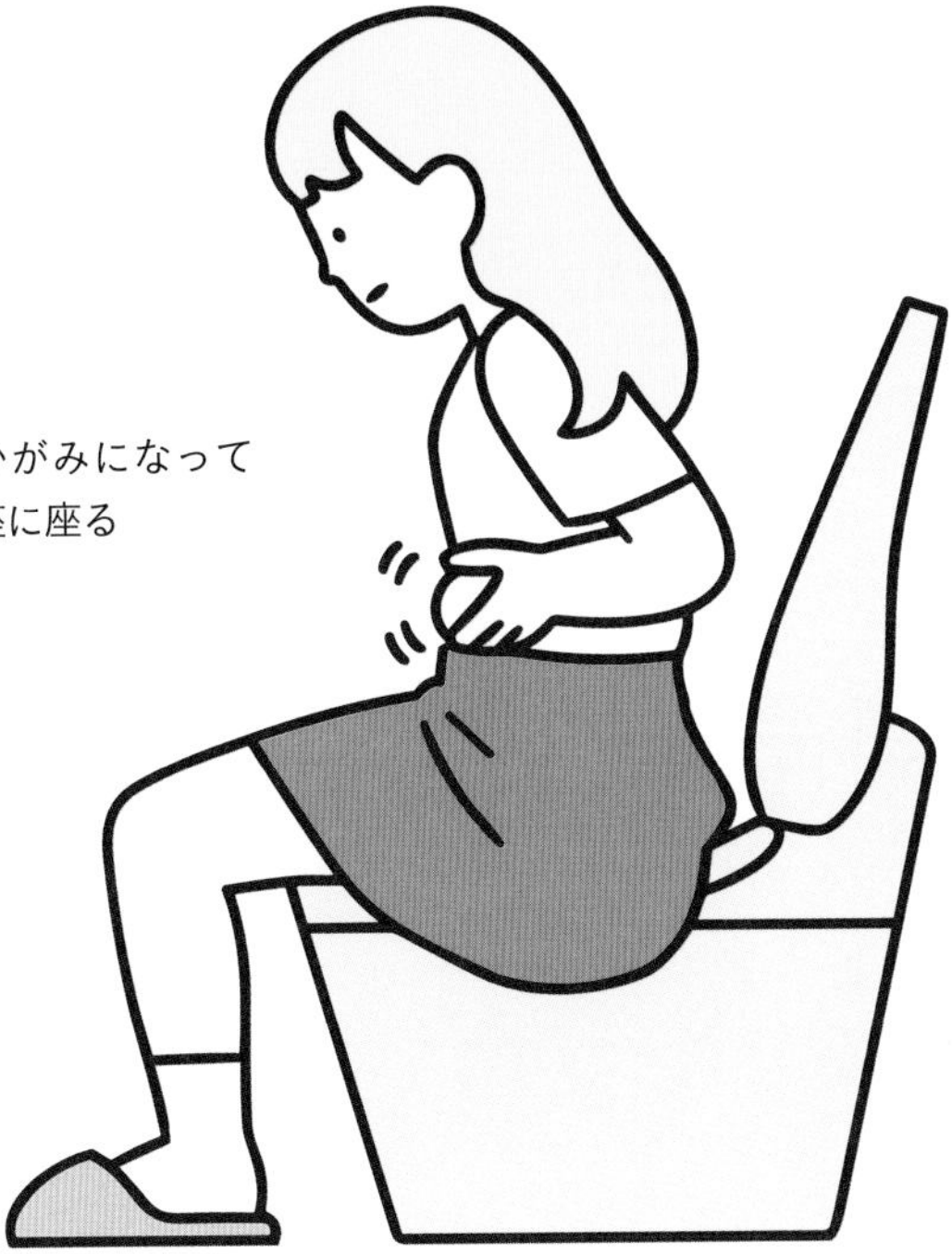

1 前かがみになって便座に座る

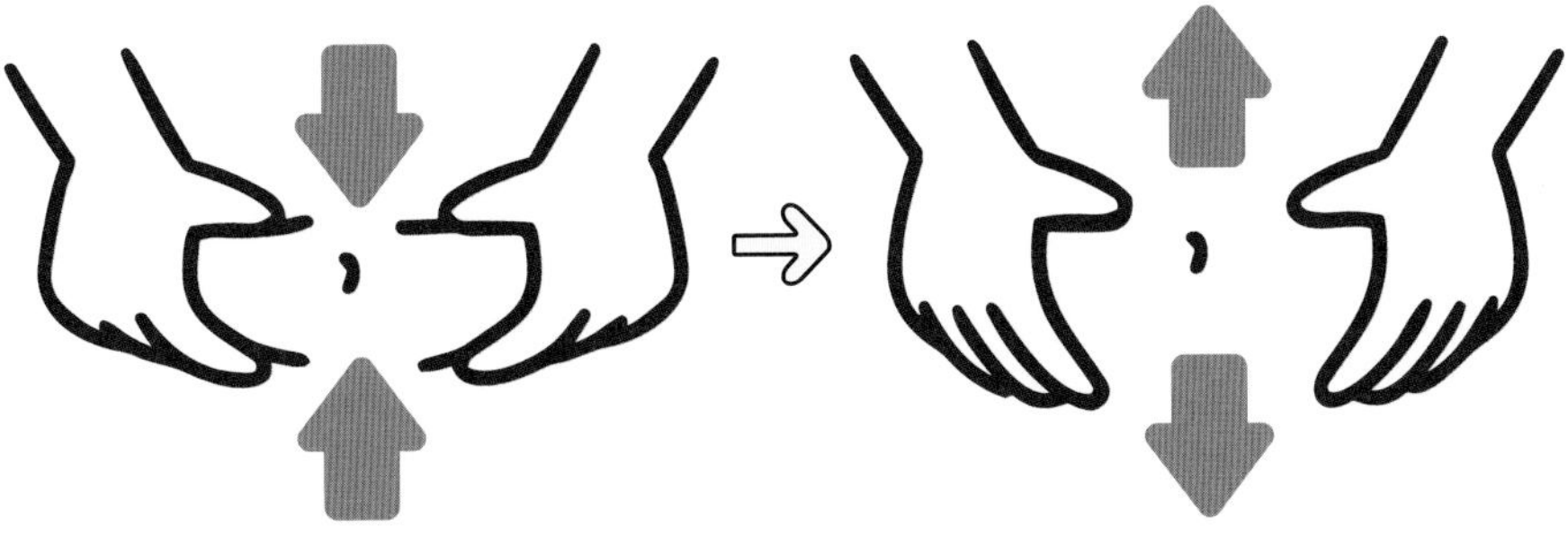

2 両手の親指をおへそにあてて下腹をもつ

3 そのまま上下におなかをゆする

トイレ作法のまとめ

おしりに負担をかけずに排便するための
5つの作法を守って、正しい排便習慣を身につけよう。

① したくなったらすぐトイレへ

② 便が出やすい姿勢をとる

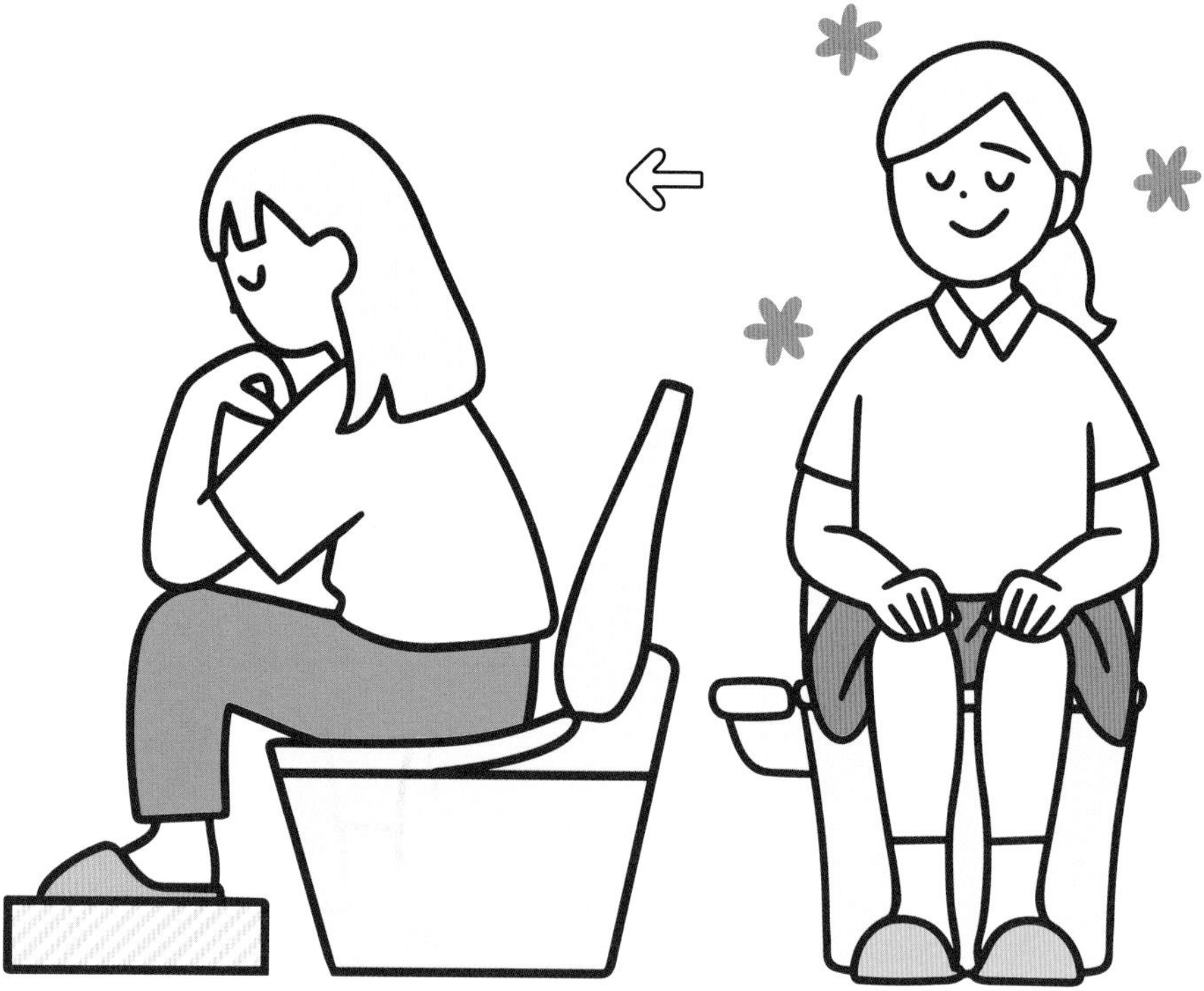

便意を我慢するのは便秘や痔のもと。便意が起きたら我慢せず、できるだけすみやかにトイレに行くことを心がけましょう。

便が出やすいのは、肛門と直腸がまっすぐになった「和式トイレ」での排便姿勢。足の裏全体を床につけ、上体を前に倒して太ももに近づけましょう。

温水洗浄は3秒以内

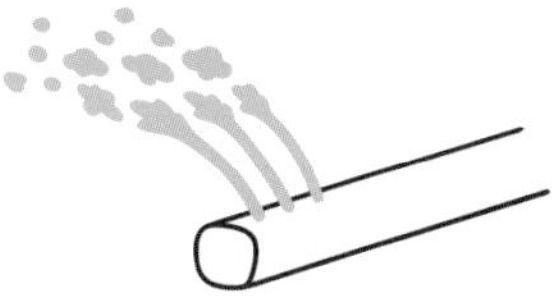

おしりは洗わないのがベスト。温水洗浄便座を使うときは、水温は人肌以下、もっとも弱い水圧で3秒以内にしましょう。

残便感があったら下腹部ゆすり

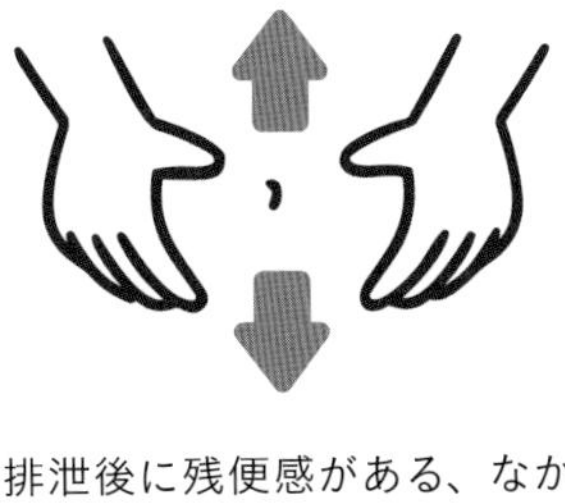

排泄後に残便感がある、なかなか出ないというときは、P.123の「下腹部ゆすり」で下腹部をマッサージしましょう。

③

1回のいきみは10秒以内

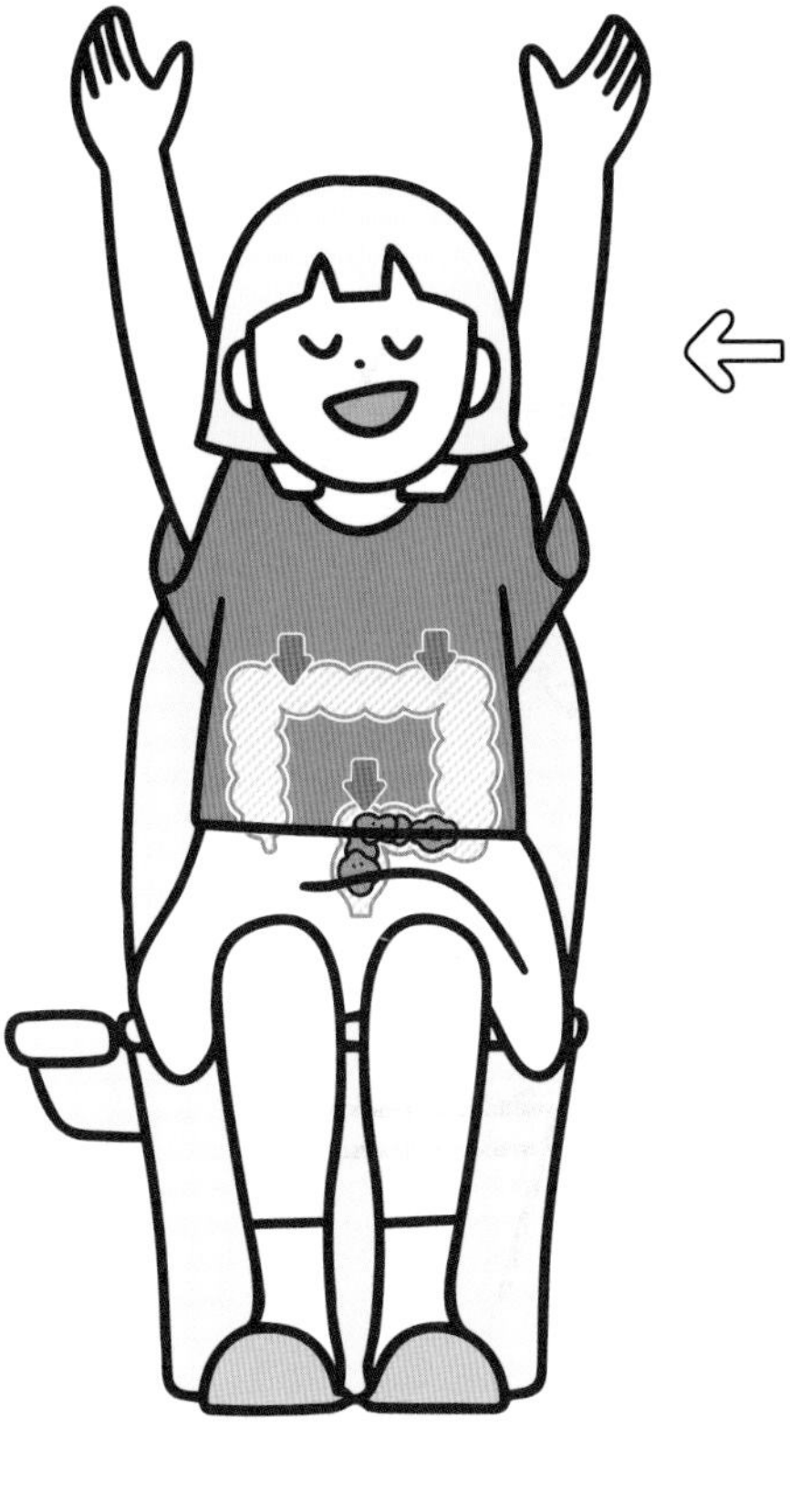

無理ないきみは肛門に負担をかけます。1回のいきみは10秒以内。1分間いきんで出ないときはいったんトイレから離れましょう。

便はデトックスの成果物

体内の毒素の約75%が便で排出される

私たちのカラダは、およそ24時間の周期で体内環境を整える「体内時計」をもっています。「概日リズム（サーカディアンリズム）」とも呼ばれるこのリズムに合わせて食事や睡眠をとることで、翌日スッキリと便を出してデトックス（解毒）します。

体内時計では、19～21時になると血圧が下がり、21～23時になるとカラダにたまった毒素や老廃物を体外に排出するデトックスの準備を始めます。便はデトックスの結果できた排泄物で、体内の毒素の約75%が便として排出されています。質のよい便をカラダからしっかり出し切ることが健康維持にも大切なのです。

空腹タイムで細胞を活性化！

現代では1日3食が基本ですが、人類の歴史は飢餓との戦いともいわれます。そのため、食べたものをエネルギー効率のよい脂肪に変えて蓄えたり、空腹状態が続くと自らの細胞を分解して細胞をリサイクルする「オートファジー（自食作用）」が活性化したりするなど、カラダは遺伝子レベルでさまざまな飢餓対策をしてきました。

12時間以上の空腹は胃腸を休め、血液中の余分な栄養や老廃物をデトックスして便秘を解消し、免疫機能を高めるといわれています。夕食後は12時間以上あける習慣をつけて細胞を活性化し、排便に必要な力を強化しましょう。

【食べない時間をしっかりとるのも大事】

夜の睡眠時間を利用して、プチファスティングの習慣を。

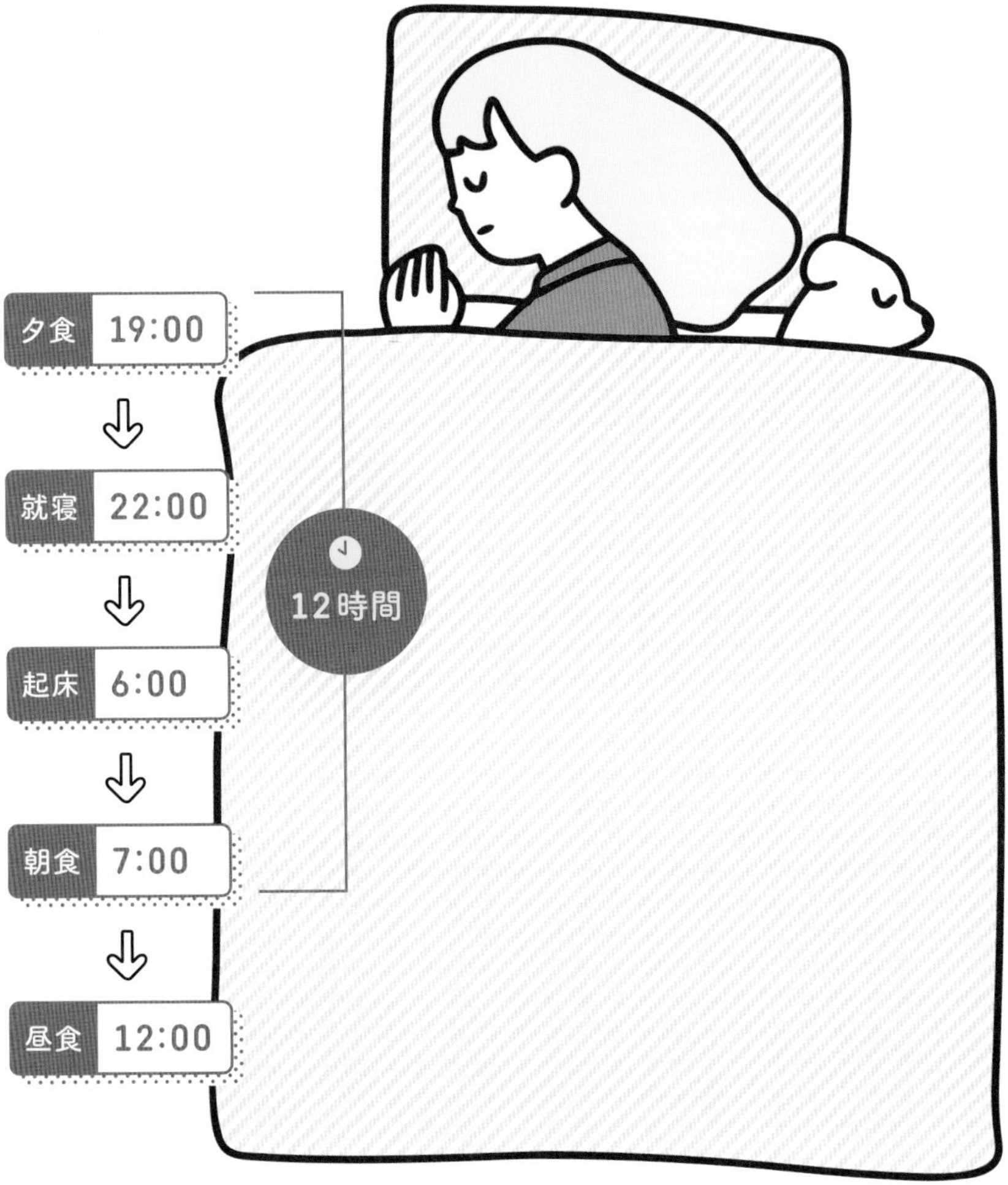

疲れた腸の細胞をしっかり休めることで、排便に必要な3つの力(→P.114)を活性化させることができる。

おなかもおしりも温める

平均体温が1℃下がると免疫力が30％も低下する

日本人の平均体温は36・89℃で、約7割の人が36・5℃〜37・2℃の範囲内といわれます。体温には個人差がありますが、男性に比べて筋肉量の少ない女性や高齢者は熱を生み出しにくいため、体温が低い傾向にあります。体温が低く、さらに、ストレスなどで交感神経ばかりが優位な状態が続くと、血管が収縮して血行が悪くなり、内臓のはたらきが低下して、便秘や下痢の原因をつくり出します。

体温が1℃上がると免疫力は最大5〜6倍も上がる一方で、1℃下がると30％も下がるといわれることから、便秘解消にとってもカラダを温めることが大切です。

「温活」でいろいろな不調も改善

お風呂上がりにおなかを触って手のぬくもりを感じたら、おなかが冷えている証拠です。便秘や下痢をしやすい人は、意識しておなかを温めるようにしましょう。おなかを温めることで腸のはたらきが活発になり、便秘の人は便通がよくなり、下痢気味の人も症状が改善しやすくなります。

左ページのような簡単な「温活」をするだけで、便通だけでなく肩こりやむくみ、生理不順など、さまざまな不調の改善にもつながります。とくに、夏は冷房に気をつけて、冷えが起こりやすい3つの首（首、手首、足首）を冷やさないように注意しましょう。

【温活のポイント】

日常生活の中の小さな「温活」で、カラダを冷えから守ろう！

温かい飲みものを摂る

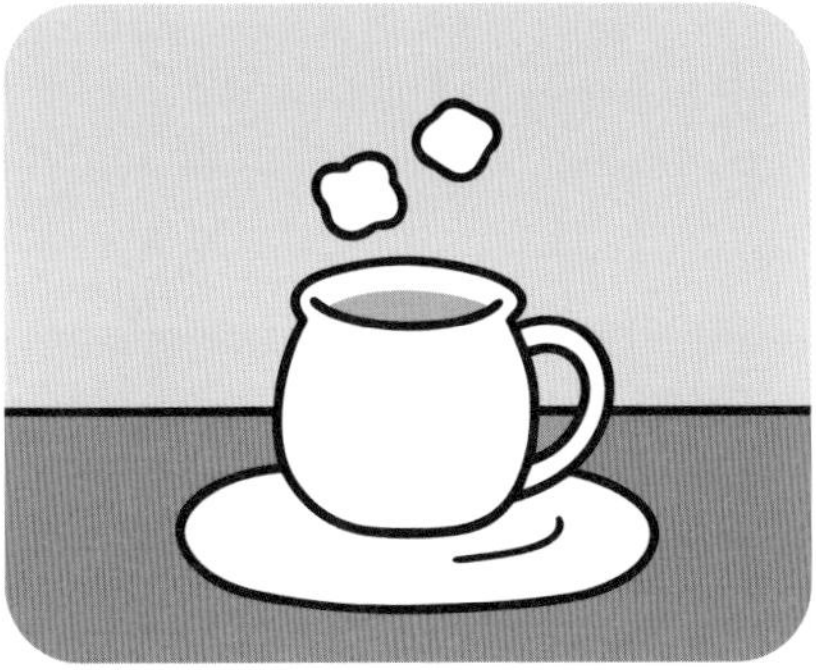

内臓を冷やさないよう、冷たいものの摂りすぎに注意して、夏でもできるだけ温かい飲みものを飲むようにしよう。

湯船にゆっくり浸かる

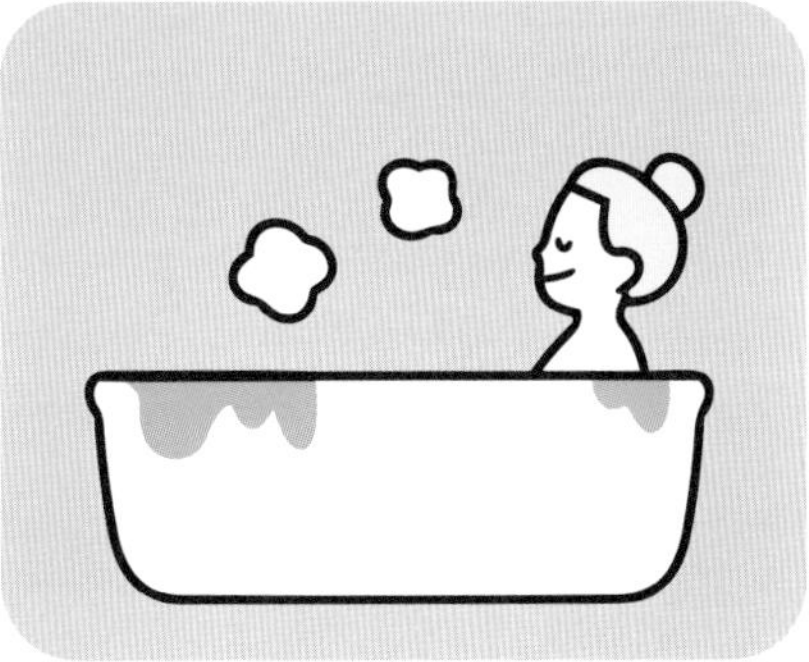

シャワーだけで湯船に浸かる習慣のない人は、痔が悪化しやすい。40℃前後のお湯に浸かって、カラダをしっかり温めよう。

首、手首、足首を温める

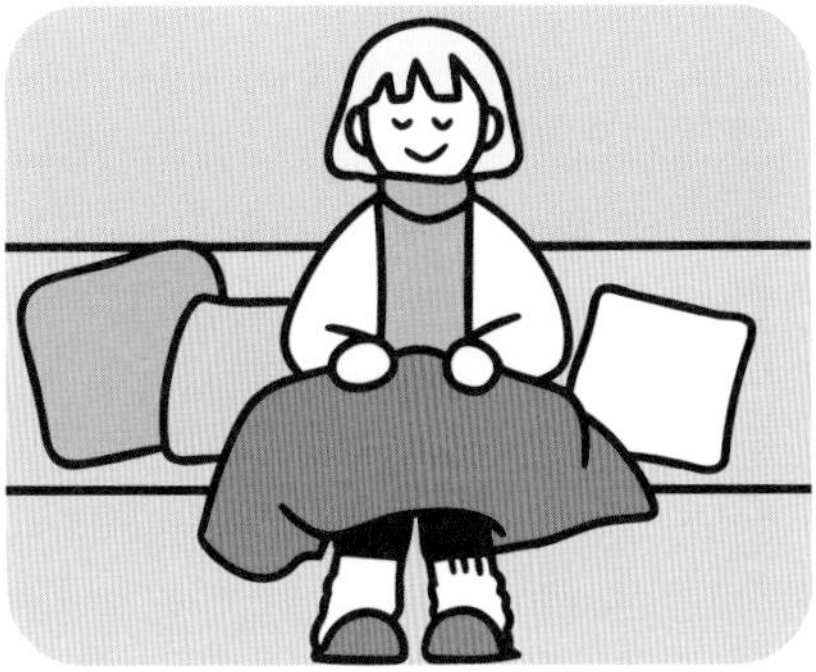

血流の多い動脈が皮膚の近くを走る首、手首、足首の「3つの首」を温めることで、効率よく全身の血液を温めることができる。

湯たんぽやカイロをおなかにあてる腹巻きを愛用する

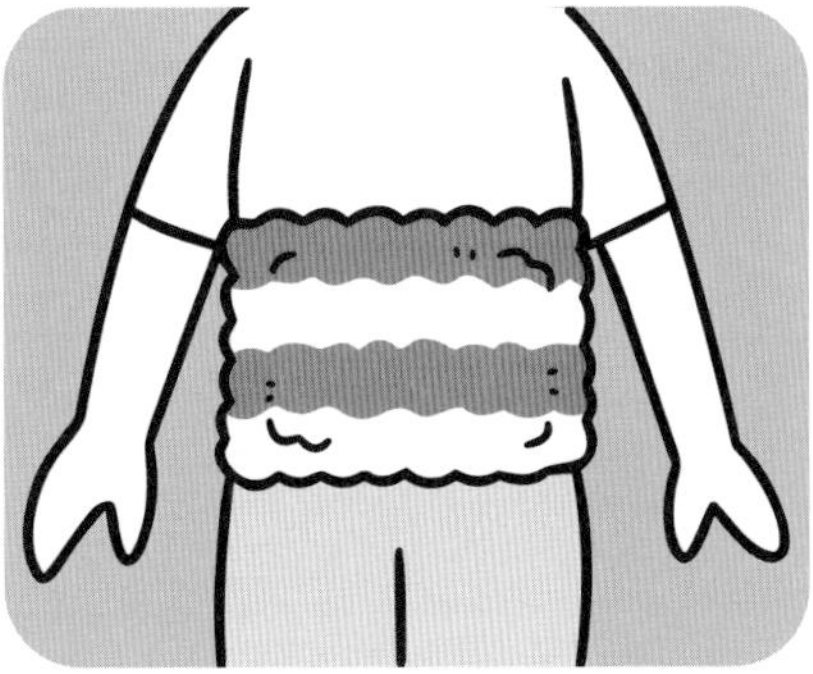

積極的におなかを温めよう。また、血流が滞ると冷えにつながるため、カラダを圧迫する服や下着はNG。

軽い上下運動で便秘を改善

生活の中でカラダを動かす工夫を

ちまたには、「便秘に効く」運動や体操が驚くほどたくさん出回っています。その効果は人によってさまざまですが、運動は続けなければ意味がありません。ウォーキングやジョギング、ストレッチ、ヨガ、ジム通い……、自分の好きなことで続けることができ、カラダを動かすことなら何でもかまいません。毎日10分、あるいは週に○回○時間と、時間を決めて運動できるならそれに越したことはありませんが、便通は毎日のことです。

それよりも、日常の生活の中でできるだけカラダを動かすようにして、運動不足にならないようにしましょう。

「阿波踊り」の動きが便秘予防に効果的

便秘予防や改善のための運動は、筋肉を鍛えるためのものではなく、カラダを動かすことで自律神経のバランスを整えるためのものです。とくに高齢者の場合、運動不足は食欲の減退を招いて、腸のはたらきを低下させます。さらには筋力が落ちることでどんどん便秘が悪化してしまう場合も。軽い運動でも、おなかを上下に動かすことは腸への刺激となり、便秘の改善に効果があります。とくに、少し前かがみになりながら、腰をリズミカルにゆらす「阿波踊り」の動きは、おしりの便秘に効果的。便秘予防の運動としてチャレンジしてみるのもいいでしょう。

【上下振動があるおすすめの運動】

便秘に効果のある運動を生活にとりいれて、便秘を予防しよう。

縄跳び

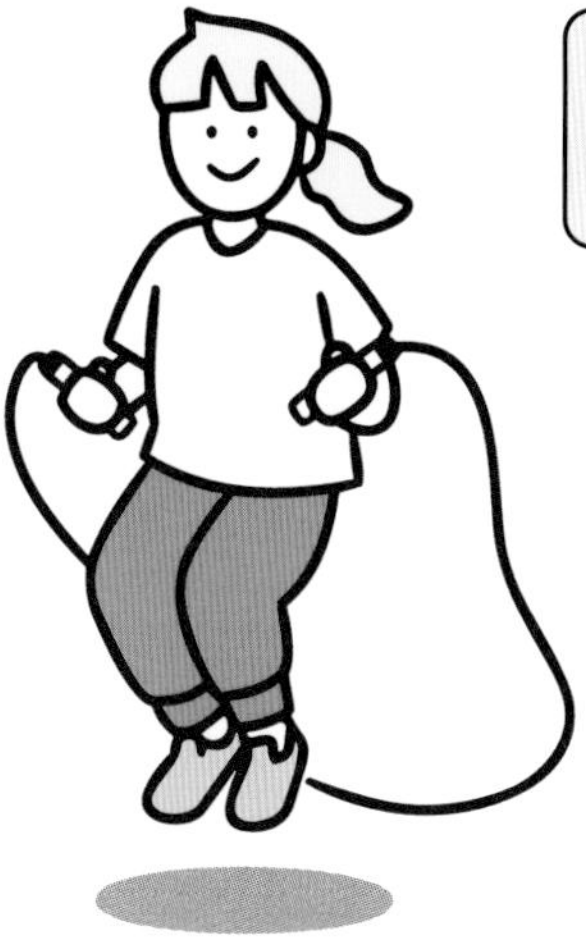

有酸素運動によって持久力アップや骨密度の向上のほか、心肺機能を高める効果も期待できる、手軽な上下運動。

階段の上り下り

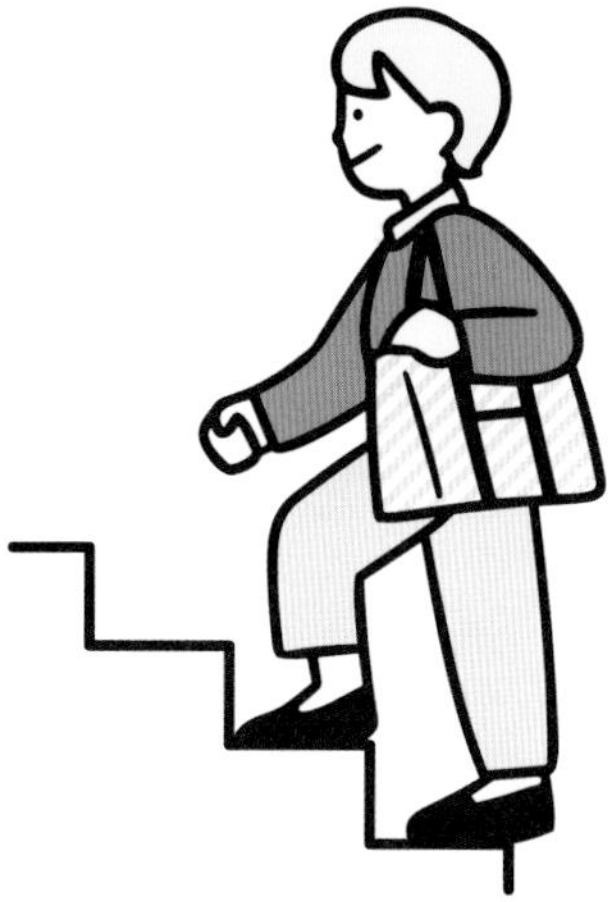

下半身には全身の筋肉の6割以上が集まっているといわれ、おしりと脚を一気に鍛えることができる。

阿波踊り

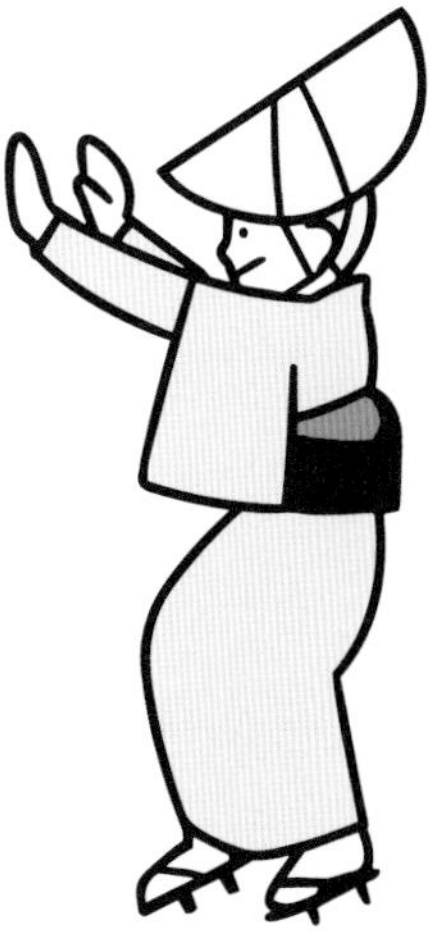

腰を上下に揺らす「阿波踊り」は、下半身だけでなく全身を使う運動。下半身の筋力向上や下腹へのよい運動になる。

バランスボール

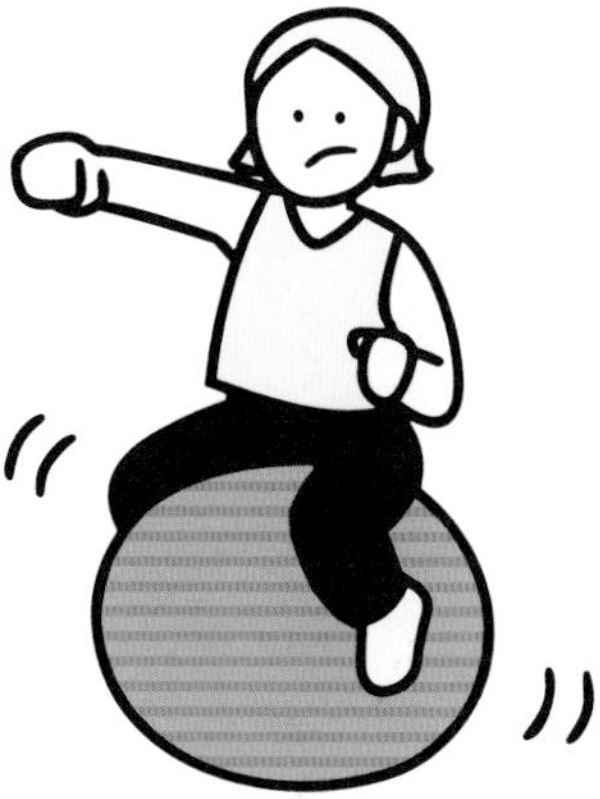

筋力だけでなく、筋持久力、柔軟性、バランス能力の向上が期待できる。デスクでもバランスボールに座るようにすれば、効率的。

便秘に効くツボと足裏の反射区

ツボ押しでカラダの滞りを正そう

東洋医学では、不調をカラダからのSOSととらえ、根本からの改善方法を探します。たとえば、便秘は本来排出されるべき不要物が体内に滞った状態で、放っておくとカラダのあちこちに不調を起こします。詳しい治療法は症状や体質によりますが、ツボを刺激して滞りを改善することは、もっとも手軽で効果的な方法のひとつです。ツボは、人体を構成する「気《き》・血《けつ》・水《すい》」という3つの要素の通り道である「経《けい》絡《らく》」上に点在する要所で、ツボを刺激することで経絡を流れる気を調整し、経絡でつながる部位が活性化されて症状が改善すると考えられています。

ツボより範囲が広い足裏の反射区をマッサージ

もうひとつ、足裏の「反射区」は、反射療法とも呼ばれるリフレクソロジーの考え方です。足裏は、カラダの器官や内臓につながっているとされる末梢神経が集中している部分です。反射区を刺激することで対応する器官や内臓にはたらきかけ、不調を改善する効果があると考えられています。ツボよりも範囲が広いので、刺激を与えやすいのも特徴です。

P.133から紹介する若石健康法では、カラダの器官に対応する反射区をまんべんなくもみほぐすことで、私たちがもっている自然治癒力を高め、症状を改善し、予防します。

【便秘に効く6つのツボと3つの反射区】

ここでは、鍼灸師・倉橋美保子先生に教えていただいた便通に効くツボ6つと、
若石健康普及指導師・若石療法士の村田正義さんおすすめの
反射区を3つ紹介するので、ためしてみよう！

百《ひゃく》会《え》

効果

「百（多種・多様）のツボが会う（出会う、交わる）」という意味のツボで、自律神経のはたらきを整える効果がある。

位置

両耳の先端と顔の中央から伸ばした線が交わる場所で、押すと気持ちよく感じる場所。へこんでいることが多い。

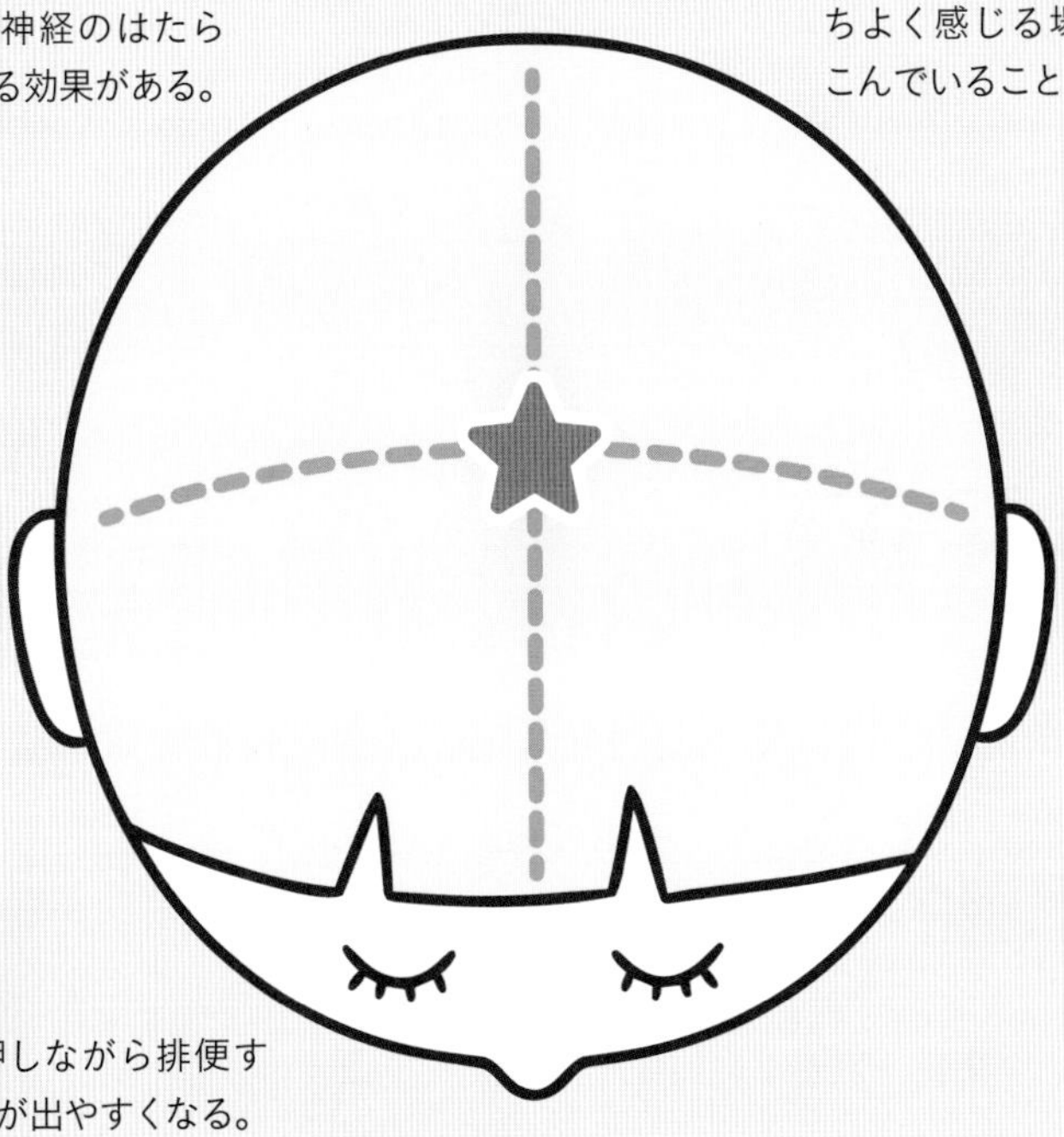

押し方

百会を押しながら排便すると、便が出やすくなる。

ツボと反射区の押し方のポイント

6つのツボを痛気持ちいいくらいの力で押してみて、自分にもっとも効果があったツボを覚えて、トイレの中やトイレに入る前にそれぞれのツボを押して、排便の準備をしよう。
反射区は、3つの反射区だけでもいいが、左右両方の足裏とふくらはぎ全体をもんだりマッサージすることでカラダ全体の健康につながる。

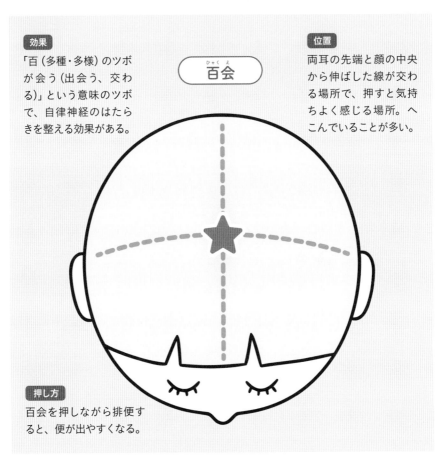

便《べん》秘《ぴ》点《てん》

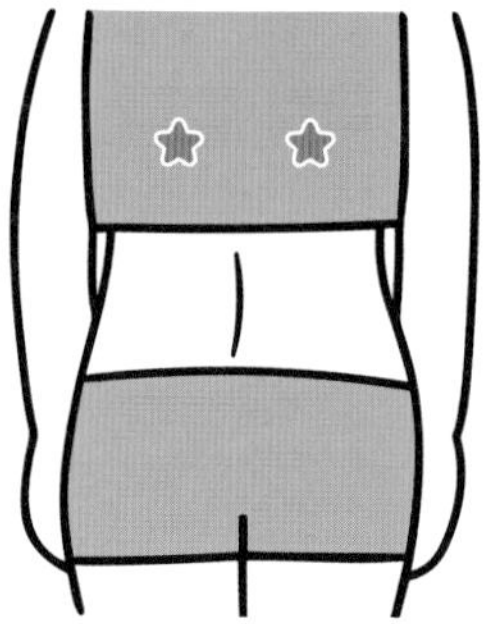

位置 いちばん下の肋骨から指2本分下、背骨から指4本分外側。

効果 便秘の特効穴。

押し方 ウエストのくびれに手を置き、親指で便秘点を押しながら、ウエストを捻ったり、背筋を伸ばしたりする。

天《てん》枢《すう》

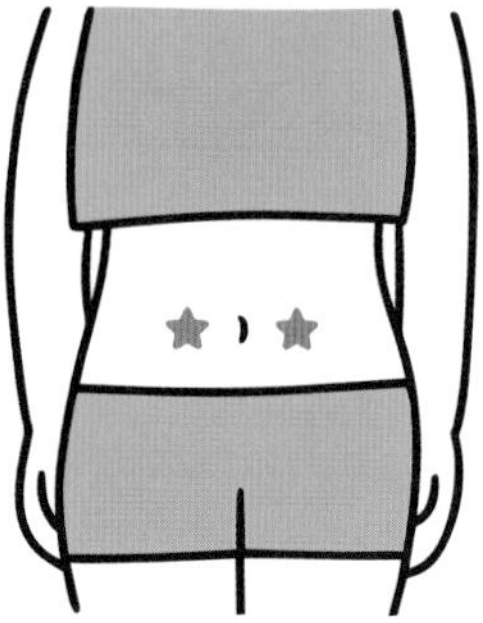

位置 おへそから左右に指3本分外側。

効果 消化器や泌尿器の機能促進。

押し方 天枢を親指で押さえながらウエストを捻ったり、背筋を伸ばしたり、前かがみになって刺激すると、便秘に効果的。

手《て》三《さん》里《り》

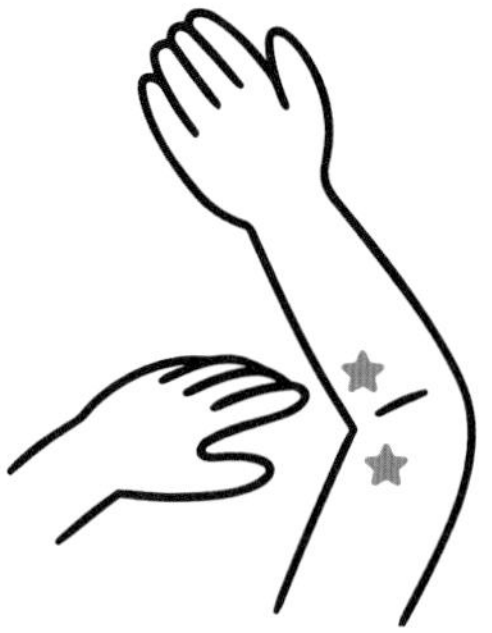

位置 ひじを曲げたときにできるシワに人差し指を置き、指3本分手首側。

効果 下痢やおなかの張りなど、大腸の不調に効く。

押し方 ツボを、コリコリ回すようにもんで、痛気持ちいいくらいに刺激する。

大《だい》巨《こ》

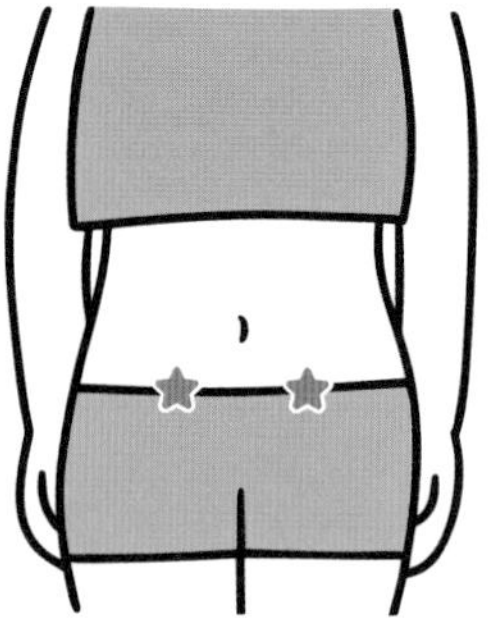

位置 天枢（おへそから指3本分外側）から、指3本分下。

効果 慢性の便秘・下痢の特効ツボ。

押し方 親指で大巨のツボを押さえながら、ウエストを捻ったり、背筋を伸ばしたり、前かがみになって刺激する。

直腸と肛門の反射区（両足首）

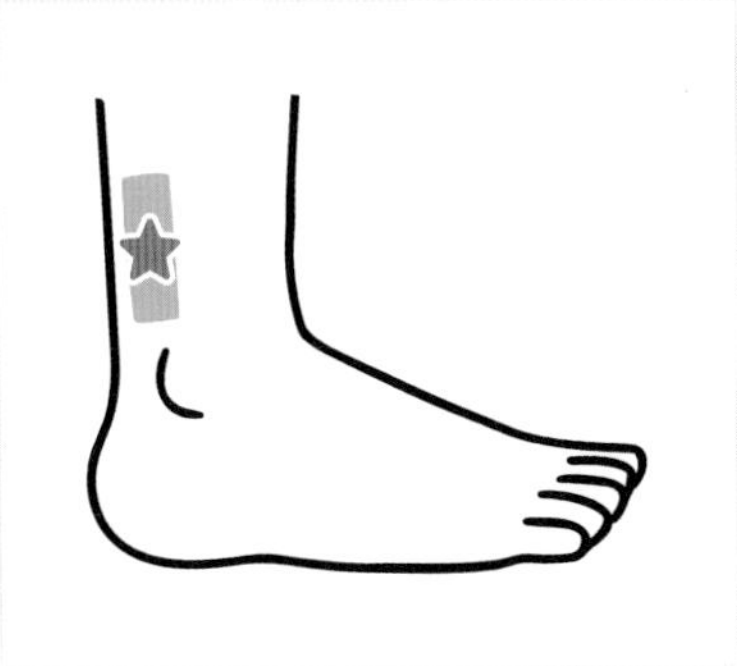

位置 両足内側側面の反射区52番。かかとの底から骨にそって上に10㎝くらいの部位。

効果 出残り便秘の改善。

押し方 アキレス腱のすぐ上からふくらはぎを軟らかくなるまでもみほぐす。

会《え》陽《よう》

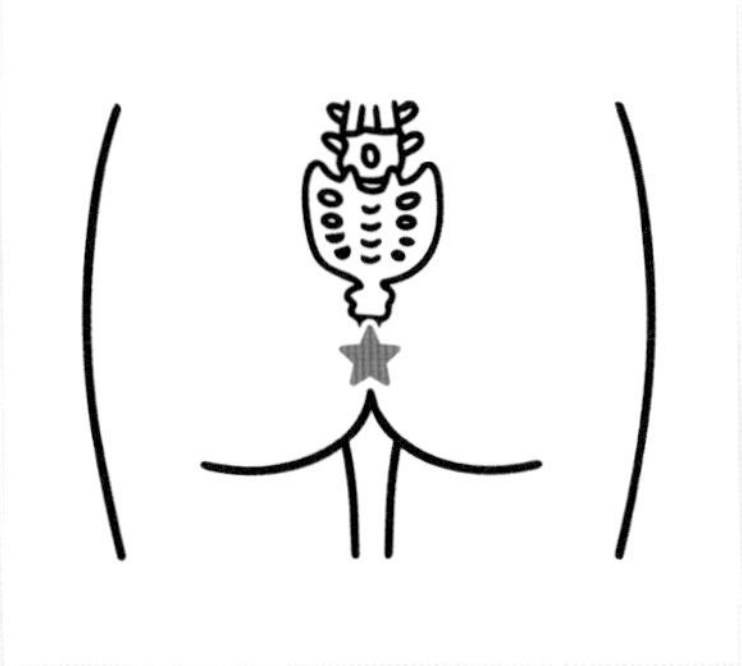

位置 尾骨（尾てい骨）から親指の半分くらい外側。

効果 慢性の痔、カラダの冷え、便秘・下痢などに効く。とくに痔の特効穴。

押し方 尾骨を両手でわしづかみにするようにグリグリと刺激すると効果的。

直腸の反射区（左足裏）・肛門の反射区（左足裏）

位置
左足の反射区32番。

効果
痔の改善。

押し方
押して痛むところをもみほぐす。

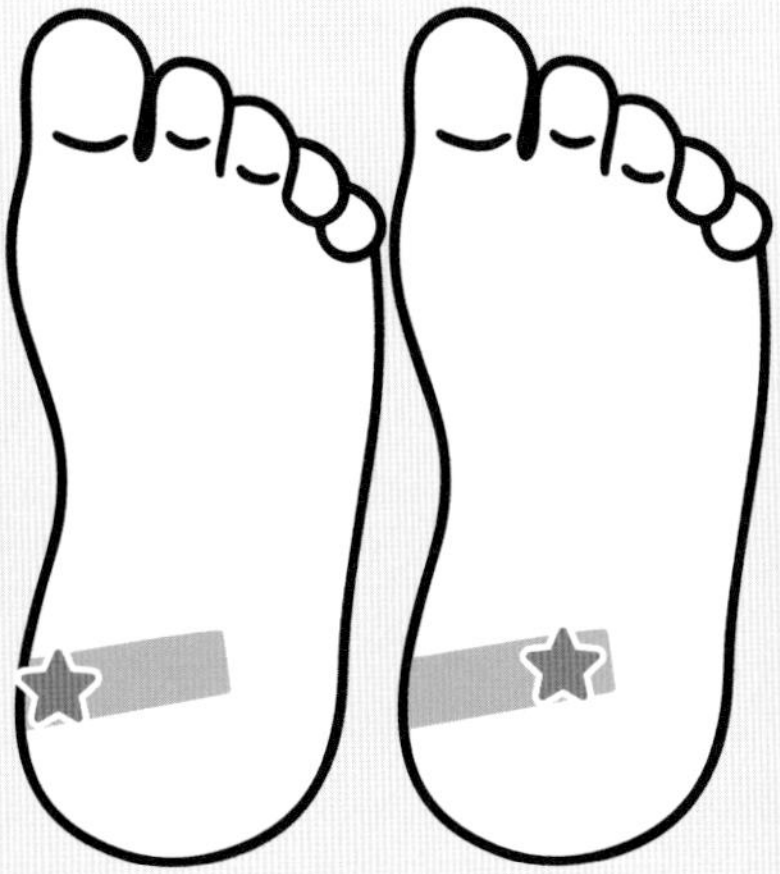

位置
左足の反射区31番。

効果
いきんでも便が出ない、残便感があるなど、出残り便秘の改善。

押し方
軟らかくなるまでもみほぐす。

浣腸を自分で行うのは危険

カラダへの負担が少なく効き目が早い坐剤と浣腸

肛門科では、頑固な出残り便をスッキリ出すのに「坐剤（レシカルボン坐剤）」と「浣腸」を使います。どちらも肛門から挿入して刺激を与え、人工的な便意を引き起こします。内服薬と違い肝臓への負担がなく、他剤への影響がないこと、直腸を刺激して擬似的便意を起こさせることが特長です。

坐剤は、手っ取り早く「空っぽ感」を取り戻したい人におすすめですが、慣れないとうまくできないことも多いようです。看護師のための総合サイト※「看護roo!［カンゴルー］」では、記事だけでなく動画でも詳しく説明しているので、こうしたサイトを参考にするとよいでしょう。

安易な浣腸の使用には注意が必要

浣腸は、ノズルで直腸を傷つけてしまったり、迷走神経反射（→P.54）による血圧低下などのリスクがあるため、おこなう際には注意が必要です。診療でも刺激が強いため、坐剤が効かない場合の最後の手段として使用しています。

古くから便秘薬としても馴染みがあるため、高齢者の中には便が出ないとご自分でされる方も多いです。最近は取り扱いが難しいノズルが長いものも市販されており、基本的に介護施設などでも医師や看護師への報告や確認が必要な「医療ケア」となっています。正しい知識のもとにおこなうことが必要です。

※https://www.kango-roo.com/

【坐剤、浣腸について】

自己責任でおこなうときは、正しい使用法に留意することが大切。

レシカルボン坐剤

肛門に挿入して用いる薬のこと。しっかり奥に押し込み直腸に挿入する。炭酸ガス（人工的おなら）を発生させて便通をうながす。

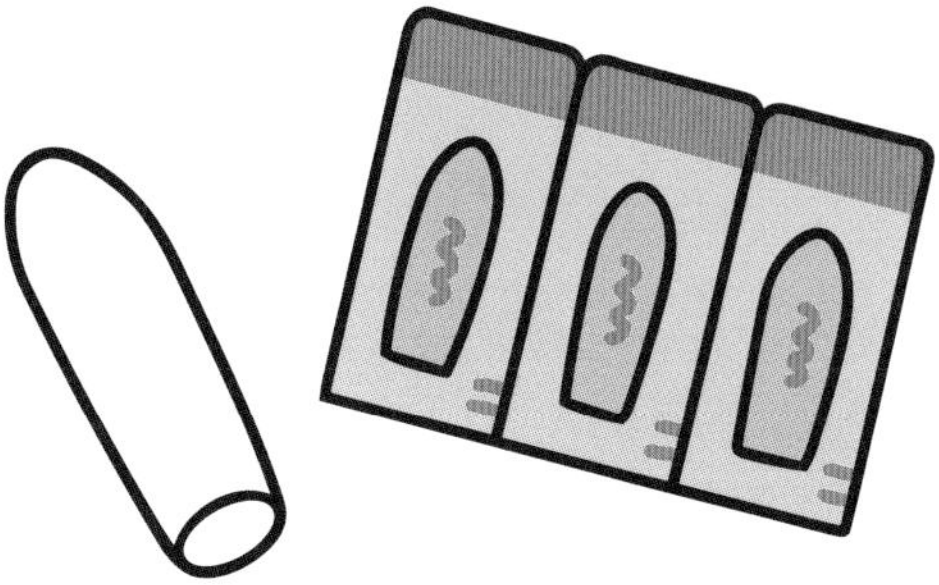

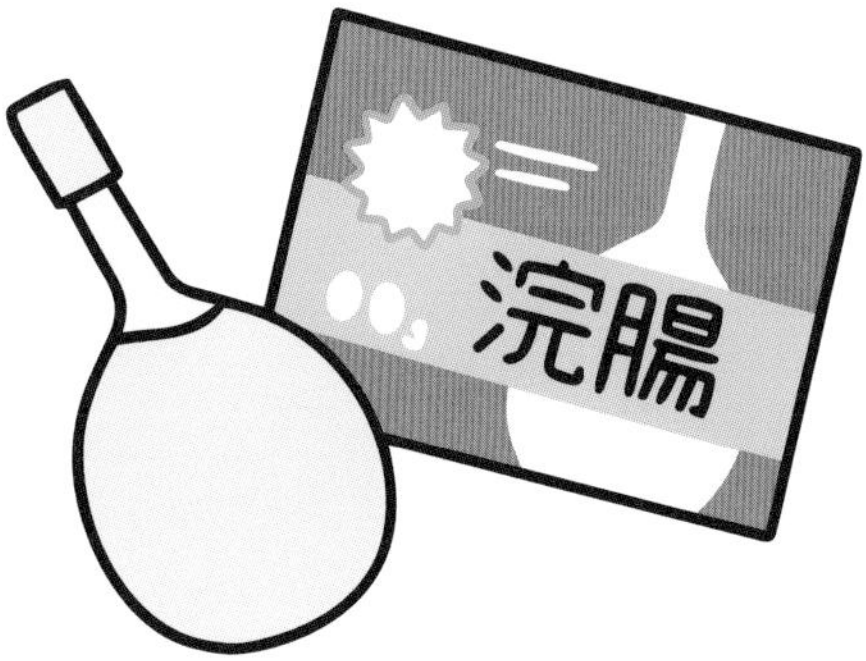

浣腸

浣腸は、肛門に薬液を入れて腸の壁面を滑りやすくしたり、腸を刺激して動きを活性化させたりして便を出す。

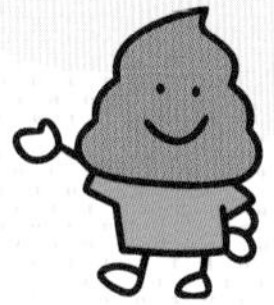

肛門科の選び方

おしりのトラブルは、やはり専門の肛門科を選ぼう。

肛門科とは

「肛門科」は、文字どおり肛門の病気をおもに治療する診療科です。便秘はもちろん排便時の痛みや、出血、しこり（ポリープ）など、排便や肛門のトラブルがあるときは専門の肛門科を受診しましょう。なお、2008年の診療科見直しにより、手術まで行える「肛門外科」か、手術をせずに保存治療を主体に行う「肛門内科」を名乗ることになりました※。

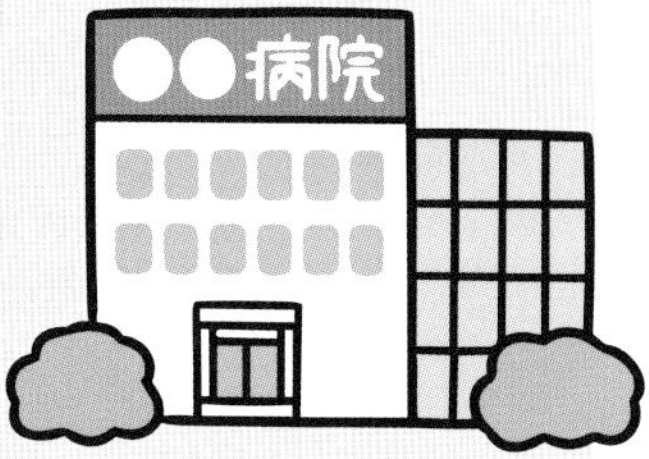

肛門科の選び方

できるだけ多くの情報を集める

「日本大腸肛門病学会」に登録している医師の8割は大腸が専門と言っていいほど、肛門科を専門にする医師は〝少数派〟です。「肛門科」と掲げていても専門ではなかった、学会の専門医リストを確認して受診したのに肛門専門ではなかった……という声も少なくありません。そこで、下記の大阪肛門診療所のHPでは、「肛門科の専門医の探し方・選び方を教えてほしい」というリクエストにお応えして、日本の肛門科の現状から、信頼できる肛門科医を見分ける方法を紹介しています。ぜひとも参考にしてください。https://osakakoumon.com/column/2103/

勇気を出して早めに受診する

おしりの悩みはデリケートな場所だけに受診をためらい、不調を感じながらも市販の薬でごまかしたり、放置してしまいがちです。そして、症状が悪化し、どうにもならなくなると病院へ……というケースもめずらしくありません。どんな不調でも早期発見・早期治療をすることが大切。「便秘くらいで」「痔なんて恥ずかしい」と思わず、症状が出たらなるべく早めに肛門科を受診してください。

みのり先生の診察室
https://ameblo.jp/drminori/
おしりに関するさまざまな情報を発信していますので、参考にしてください。

※当院のように、改正前から開業している医療機関では、引き続き「肛門科」として広告することが認められています。

第 3 章

おしりと心はつながっている

便秘や痔はおしりの問題だけでなく、
心やカラダ全体の問題でもあることを知りましょう。

便通には副交感神経が大切

自律神経の乱れは排便にも影響を及ぼす

消化や排泄にかかわるはたらきをする「自律神経」は、その名のとおり自律的（自動的）に機能して代謝や体温、呼吸などの生命維持機能を調節し、体内の環境を一定の状態に保つ「ホメオスタシス（恒常性）」を維持しています。自律神経には、活動するときに優位になる「交感神経」と、休息やリラックスするときに優位になる「副交感神経」があり、たとえれば交感神経はアクセル、副交感神経はブレーキのはたらきをしています。2つの神経は常にバランスをとりながらはたらいているため、自律神経の乱れは心身ともにさまざまな症状を引き起こします。

副交感神経を優位にして便通を整える

腸のぜん動運動は交感神経が優位なときは停滞し、副交感神経が優位になると活発になるため、ストレスなどで交感神経ばかりが優位になると腸のはたらきが低下して、便秘や下痢などの便通異常が起こります。さらに、脳に次いで多くの神経細胞が集まる腸は「第二の脳」ともいわれ、脳との関係も密接です。腸の不調は脳に反映され、脳に受けたストレスは腸の不調につながる「腸脳相関」の関係にあります。そのため、便秘や下痢、排泄のトラブルには腸内環境を整えると同時に、副交感神経を優位にして自律神経のバランスを整えることが効果的なのです。

【副交感神経にスイッチを入れるコツ】

副交感神経を優位にして、消化・排泄力を高めよう！

コツ❶

生活環境を整える

自分のまわりの環境をちょっと変えるだけでも、ストレスがぐんと減るように、仕事や人間関係などの大きなストレスも、小さな変化から変えることができるはず。生活環境を整えることでストレスを減らし、副交感神経を優位にしましょう。

コツ❷

深呼吸をする

自律神経が支配する呼吸は、息を吸うときは交感神経、吐くときは副交感神経に支配されています。深呼吸をするときは、鼻から息を吸い、口からゆっくり時間をかけて息を吐くことで副交感神経が優位になります。

コツ❸

リラックスする

副交感神経はリラックスの神経、といわれるように、心身ともにリラックスすることでより優位になります。良質の睡眠をとったり、瞑想をしたり、スポーツでカラダを動かしたり……。なにか好きなことで、自分がリラックスできることを見つけましょう。

コツ❹

カラダを温める

ストレスや緊張は、交感神経を優位にして血管を収縮させ、カラダが冷えてこりや痛みの原因になります。反対にリラックスしているときは副交感神経が優位になり、血管が広がって内臓のはたらきも活発になるため、カラダを温めて心身のこりと緊張をほぐしましょう。

呼吸でおなかも心もスッキリ

深呼吸で副交感神経を優位に

副交感神経を優位にして便通をよくするのには、「深呼吸」が手軽で効果的です。呼吸は、自律神経がコントロールする生命維持機能の中でも唯一、自分の意思で調節できる機能です。息を吸うときは交感神経、吐くときは副交感神経に支配されているため、吸うときよりもゆっくり吐くことを意識すると副交感神経が優位になり、消化が促進されます。

さらに、深く呼吸をすることで横隔膜が大きく上下するため、腸が刺激されてぜん動運動が活発になります。深呼吸で副交感神経を優位にして、心身ともにリラックスしましょう。

便をつくる大腸を意識しながら深呼吸

ゆっくりと深い「腹式呼吸」をするだけでも副交感神経を優位にすることができますが、P.１４４～１４５で紹介する「通じる呼吸」で、より効果的に便秘を改善しましょう。「通じる呼吸」では、便がつくられる「大腸」を意識して、おなかに感謝の気持ちを伝えながら「一部位、一呼吸」で手を移動していきます。排便のゴールデンタイムである朝5～7時の間におこなうと、より効果的です。

この「通じる呼吸」の「通じる」には、「お通じ」が通じることと、自分のカラダと対話することによりカラダと心が「通じる」という、２つの意味があります。

【腸の構造をおさらい】

「通じる呼吸」は、
便の製造場所である大腸を意識しながらおこなう。

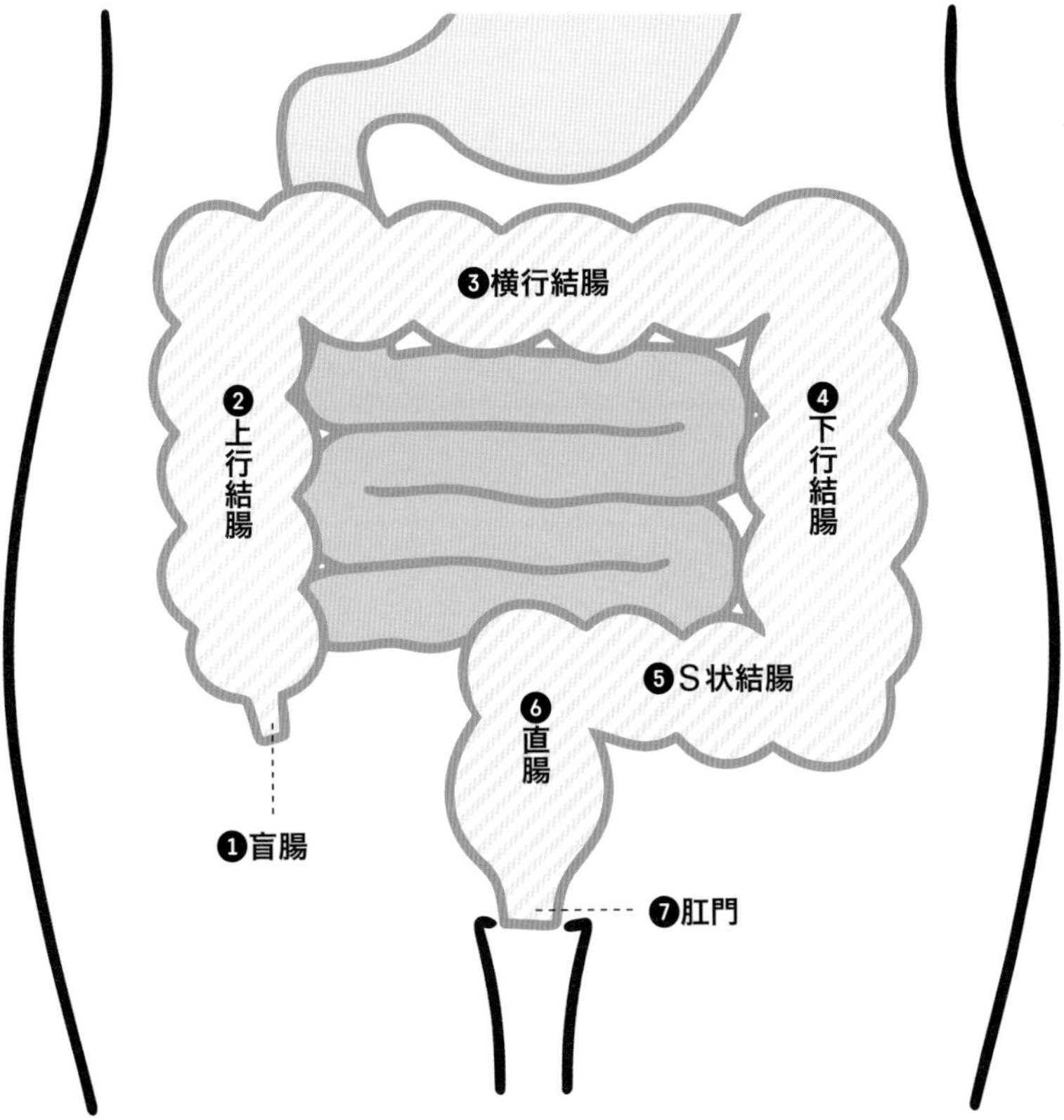

大腸は、右下腹部から順番に
❶盲腸→❷上行結腸→❸横行結腸→❹下行結腸→❺S状結腸→❻直腸→❼肛門
と7つの部位に分けられる。

通じる呼吸のやり方

マイブレス式呼吸法を考案された
日本マイブレス協会代表理事・倉橋竜也さんに開発していただいた、
便秘解消のための「通じる呼吸」でスッキリ排便をめざそう。

①

大腸に意識を向け、盲腸に手をあてる

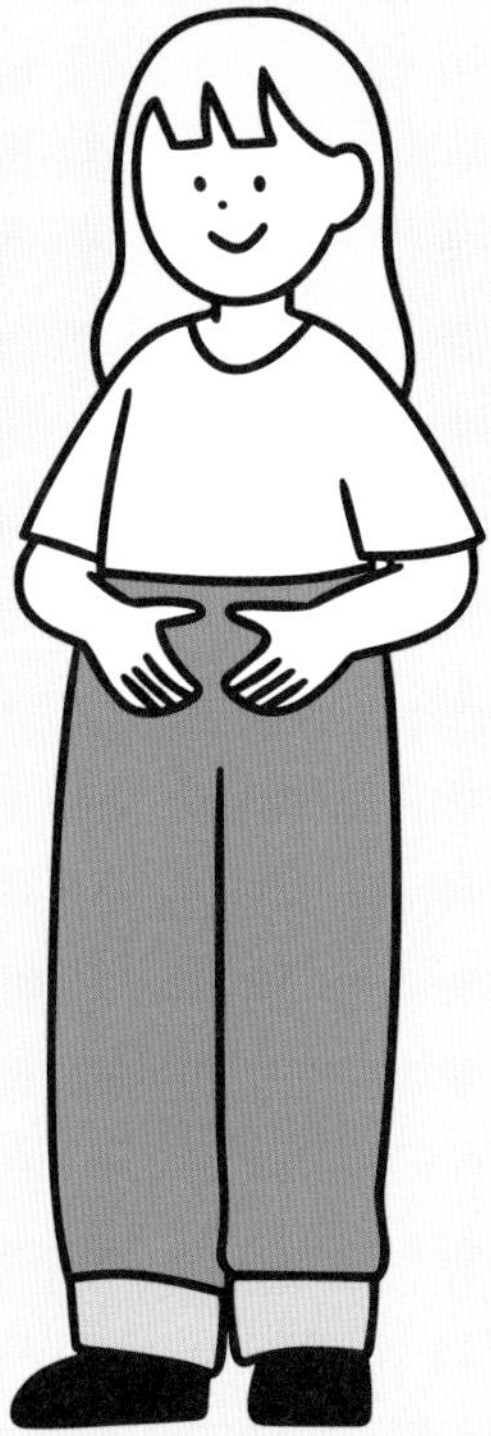

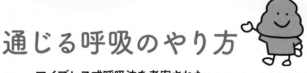

カラダの右側、おへそと腰骨を結んだ線の外側3分の1のあたりにある盲腸を、両手で包み込むようにして手をあてる。

②

ゆっくり「ふ～」と息を吐き出す。吐き切ったら息を止める

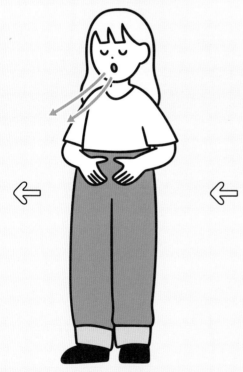

ゆっくり息を吐き、息を吐き出したら、苦しくならない程度に息を止める。

③
カラダの力を抜いて息を吸う

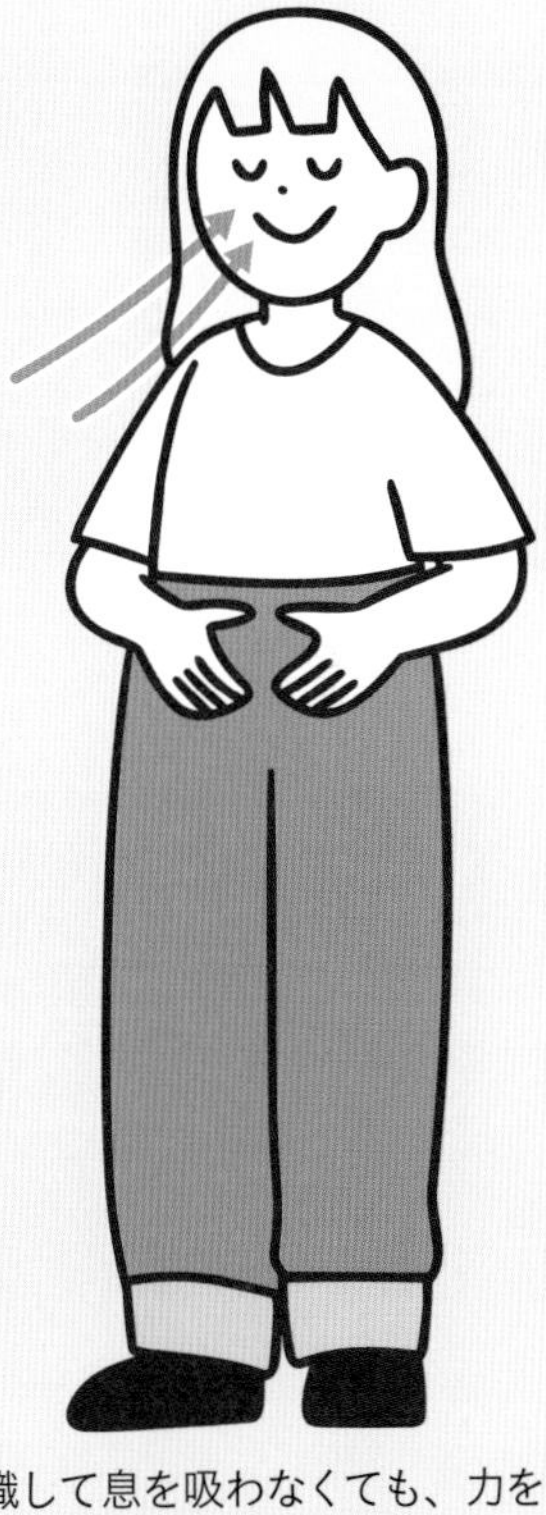

意識して息を吸わなくても、力をゆるめるだけで自然に空気がカラダの中に入ってくる。カラダを空気で満たす。

④
大腸の各部位に手をあてながら②〜③をくり返す

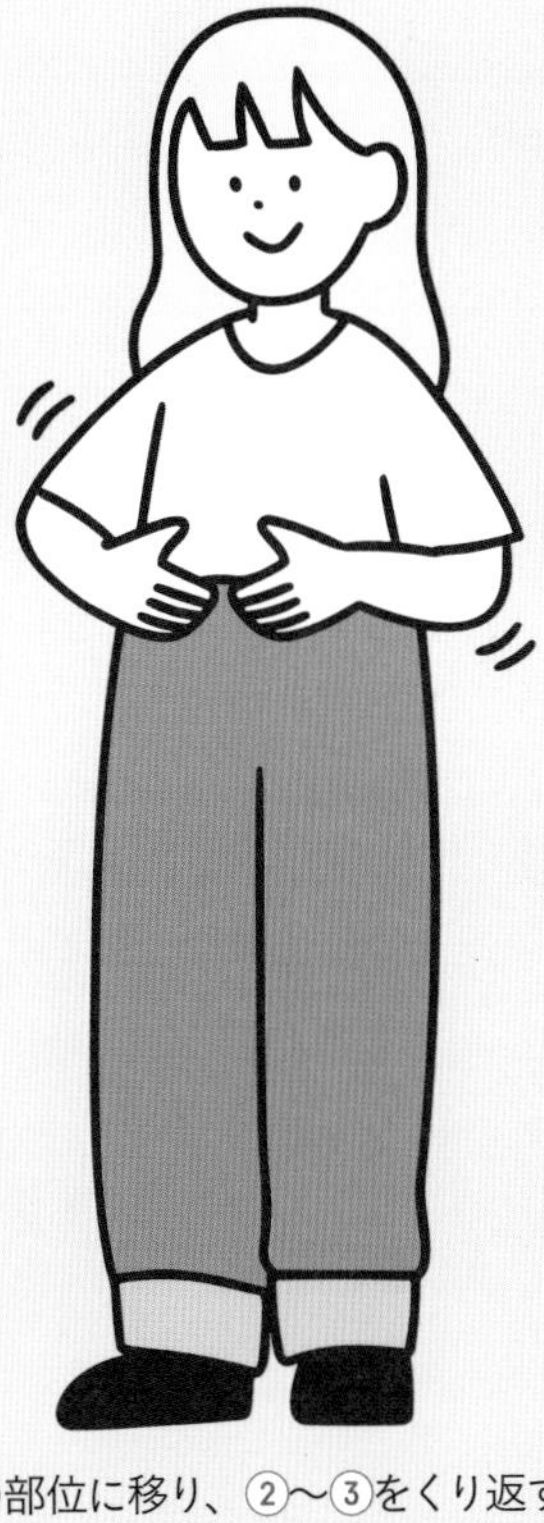

次の部位に移り、②〜③をくり返す。便の流れをたどるように、少しずつ手を移動させる。直腸までおこなったら終了。

がんばりすぎ、無理しすぎ

薬性便秘急増の背景にあるもの

便秘には薬の副作用が原因となっている場合も多く、こうした便秘は「薬剤性便秘」とも呼ばれます。最近は精神安定剤や抗うつ剤など、精神科や心療内科で処方された薬が原因となっていることも増えました。こうした人たちの多くに共通するのは、「がんばりすぎ」、「無理しすぎ」だということです。誰もが仕事や勉強、人間関係など、いろいろなことで悩みを抱えています。病気になったのもカラダが悪いからではなく、がんばりすぎた結果カラダが壊れたのです。負担をかけてしまったカラダに「ごめんね」と謝って、そこまでがんばった自分をまずは褒めてあげましょう。

「カラダの力を抜く」ことで便秘も改善

がんばりすぎている人は、カラダが緊張でガチガチになっています。リラックスしてカラダをゆるめるように言っても、そもそも「カラダの力を抜く」方法がわからない人も多いのです。深呼吸や運動はもちろん、音楽を聴いたり映画を観たり……、どんなことでもかまわないので、自分なりにリラックスできる方法を探してみましょう。リラックスしてカラダがゆるむと、心もゆるみます。ふだんの生活の中でも自分の感情を抑え込まず、嫌なことは嫌と言い、つらければつらいと言いましょう。

我慢をしすぎないことで心も軽くなり、心が軽くなれば便通も改善されます。

【おしりの痛みは心の痛み】

排便の痛みは、あなたが受けてきた心の傷かも!?
無理をしすぎず、自分を大切にしよう。

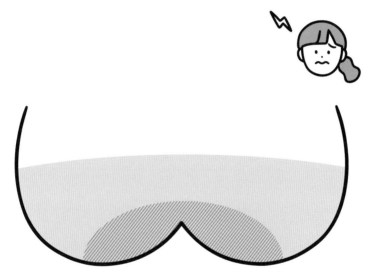

便も涙も感情も、ため込まずに出すことが大事。つらい思いも嫌な感情も、便と一緒にスッキリ水に流そう！

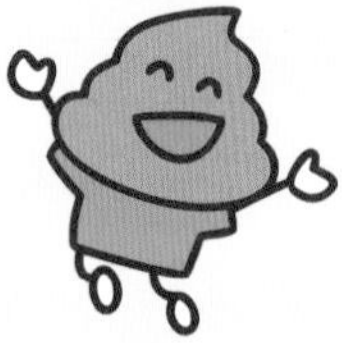

— Check Sheet —

おしりの空っぽ感チェックシート

出口の便秘は、自分ではスッキリ出ているつもりでも、
実際には便が残っているかもしれないからやっかい。
以下の項目にすべてあてはまったら、あなたの空っぽ感は本物といえるでしょう。
1つでも残ったらもう少し努力を続けてみて。

□ 便意が起きたら、すぐにトイレに行くようにしている

出口の便秘の原因は、トイレを我慢してしまうこと。便意が起きたら我慢をせず、すぐにトイレに行くことが習慣づいていれば、出口の便秘はかなり予防できている。

□ 1回のトイレにかかる時間は5分以内

便意が起きてトイレに行き、腰を下ろして準備ができたらすぐに出るのが理想の排便。1回のトイレタイムが5分以内なら、おしりもスッキリして空っぽになっているかも。

□ 軽くいきんだだけで、スルリと便が出る

便が軟らかくスルリと出し切っていれば、おしりは空っぽになっている確率が高い。

□ 排便は1日1〜2回

腸内のぜん動運動が活性化する「総ぜん動」は、1日に1〜2回、食後に生じる。そのため、排便も同じく1日1〜2回が基本となる。

□ 排便後、おしりを洗わずに拭いても紙は汚れない

排便のたびに便を出し切ることが「健肛」の基本。便が出切っていれば、おしりを拭いた紙は汚れない。

□ 温水洗浄便座は使わない

温水洗浄便座は使用せず、排便後には必ず拭き取った紙をチェックして、おしりの空っぽ感を確認している。

□ 便で下着が汚れることはない

おしりが空っぽなら、温水洗浄便座を使う必要もなく、もちろん下着が汚れることはない。

□ おならが出ても、あまり臭わない

おならの成分の約7割は、食事のときなどに飲み込んだ空気といわれ、本来ニオイはほとんどない。腸内環境が整っていて、おしりが空っぽになっていれば、おならはほとんど臭わない。

□ 肛門が切れたり、
便に血が混じったりすることはない

「肛門のトラブルがない＝おしりが空っぽ」とは言い切れないが、出残り便がなければ、硬くなった便が肛門を傷つけることはない。

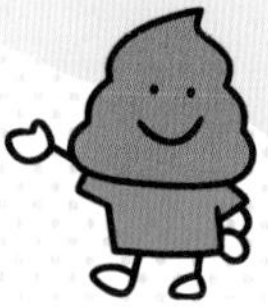

便秘が治ると、いいことがたくさん起こる

肛門のトラブルがなくなるとこんなにもいいことが！
患者さんからの嬉しい症例やご報告の一部を紹介しよう。

1 うつ病が治った！

外来に来られる患者さんの中には、パニック障害やうつ病、不安神経症や自己臭恐怖症、過敏性腸症候群などの心の病を抱え、心療内科や精神科などに通院して治療を受けている方もけっこうおられます。抗うつ剤や精神安定剤などを処方されているケースも多く、薬の副作用で便秘になることもありますし、反対に便秘のせいでうつになることもあります。私は便秘とうつは密接な関わりがあると思っています。なぜなら便秘を治したら「うつ症状がよくなった」、「薬が必要なくなった」という報告をたくさん受けているからです。便秘は便が滞った状態ですが、滞るのは便だけでなく、気の流れを悪くし、感情も停滞させてしまうのです。

2 イライラ、クヨクヨしなくなった

5～6年前から切れ痔をくり返し、地元の肛門科に通院されていた20代の女性。診察の結果は小さな見張りいぼがたくさんあり、中には肛門ポリープ、さらに小さな痔核と出残り便もたんまりあった状態でした。「便通のために運動もやっているし、食事にも気をつけているのに、なんで家族の中で自分だけが……」と落ち込んでいました。しかし症状がよくなるにつれてイライラがなくなり、自分のおしりにイラついていた気持ちが、「自分がいけなかったんだ」という反省と愛情に変わっていったそうです。最後には、「おしりが愛おしく感じました」という感動的な言葉も！ 「痔だからといって、クヨクヨしなくてもいいんだ」と実感したそうです。

3 肌がキレイになった、シミがなくなった

便が残っていると直腸から便中の成分が再吸収されて血中に戻るため、ニキビや肌のくすみなど、肌のトラブル全般が起こりやすくなります。「出残り便秘に美肌なし！」です。しかも、それだけではありません。基本的に新患の方には、2週間後の診察までは禁酒していただきますが、便秘や「痔の調子がよくなるだけでなく、肌の調子が全然違う」と多くの女性の患者さんからよく報告をいただきます。毎日のように飲んでいた人がお酒をやめると、肌がしっとりして乾燥しなくなるのだそうです。きっとお酒を飲むとカラダは脱水気味になるので、便秘を引き起こし、肌の水分量も減ってしまうのでしょう。

4 髪の毛がフサフサになった

先日、年に1回のおしり健診で来られた患者さんが、おもしろいことを報告してくれました。なんと！「出口の便秘を治したら薄毛が治って髪の毛がフサフサになった」そうです。1年前に受診されたときはウィッグをされていたそうですが、治療後、どんどん髪の毛が生えてきて、ウィッグが必要なくなったそうです。ウィッグをしていることすら気づかなかった私ですが、ウィッグをしていない患者さんの髪はツヤツヤしてフサフサでした。さすがに便秘と薄毛の関係はわかりませんが、便通を治すことでこんなにも大きな変化があったのは嬉しいですね。

5 夜ぐっすり眠れるようになった

数年前から脱肛症状があり、排便のたびに出てきたいぼ痔（痔核）を中に押し込んで戻していましたが、突然、痛みと出血があり、排便後にも痛みが持続して生活に支障を来すようになったため、受診された患者さん。「出残り便をちゃんと出し切るようにしたら、痔の症状は改善し、体調までよくなった」とか。おなかの張りがまったくなくなり、おならも出ず、食欲も出てきたそうです。夜もぐっすり眠れるようになってカラダのだるさもなくなり、すごく元気になったと嬉しそうに報告してくださいました。

6 下腹部がぺたんこになった

脱肛症状と下着の汚れに悩み、遠方から受診された20代女性。一人ひとりに多く時間をとる自由診療の当院を知って、来院したとのこと。「坐剤を入れて排便して、先生に診てもらって『ない』と言ってもらったとき、便を出し切るというのはこういうことかとわかりました」「紙に便がつかなくなったときは、出残り便がないんだと感じられ嬉しかったです」と言ってくださいました。また、2回目の診察に来られたときに、「下腹のぽっこり感がなくなり、下半身がスッキリした」とも。このような経緯をたどる患者さんが多いです。

7 口臭がなくなった

口臭の原因って、いろいろあると思います。胃が荒れていても臭くなるし、歯磨きをちゃんとしていなくて臭い場合もあります。でも、便秘でも臭くなるんですよ。私の外来に来られた患者さんで実証済みです。「便秘を治したら口臭がなくなった」と言う人が多いです。皆さん、胃が悪いせいだって思っていましたが、出口の便秘が原因だったのです。直腸って、何でも吸収するんです。インドールやスカトールなどのニオイ成分も再吸収されるため、便が残ったりたまったりしていると口臭の原因になります。胃も悪くない、口腔内環境もよいのに口臭がある人は、もしかして出口に便が残っているかもしれませんよ。

8 膀胱炎が治った

うんちを我慢すると便秘になりますが、オシッコを我慢すると膀胱炎になります。看護師や医師は便秘や膀胱炎になる人が多いですが、トイレに行かない、行けないことが原因でしょうね。さらに、洗いすぎによる問題は、肛門だけではありません。膣炎や膀胱炎も起こっています。「ビデを使っている人は膀胱炎をくり返しやすい」と、泌尿器科の先生が論文で発表されました。最初は免疫が低下しているのだと思っていましたが、女性の場合、ビデも使っている人が多いので、どうやら洗いすぎが原因のようです。そのため、温水洗浄便座の使用をやめることで膀胱炎が改善することも多いようです。

9 頻尿が治った

切れ痔で手術を勧められ、セカンドオピニオンで受診された30代女性。治療前は夜中に2～3回トイレ（尿）に行っていたのが、今では1回行くか行かないかぐらいまでに落ち着いてきたそうです。 生理前の頭痛や眠気もほとんどなくなり、びっくりしたとのこと。出口の便秘の治療で便を全部キレイに出し切ったら、頻尿も改善。「夜間に何度もトイレで起きていたのに、朝までぐっすり眠れるようになった」そうです。こういう患者さんはすごく多いです。肛門や直腸に便が残っていると、膀胱が圧迫され尿意を感じやすくなったり、膀胱の容量が減って、尿が少したまっただけでトイレに行きたくなったりするようです。もしもオシッコが近い、何度もトイレで目が覚めるという症状がある場合は、出口の便秘を疑ってみてください。

10 生理痛がなくなった

裂肛と便秘によるおなかの不調に悩み、受診された女性。30歳を過ぎてから冷え性が深刻になり、昨年は顔にアトピーが出たり、しょっちゅう風邪をひいたりと、「自分の免疫が弱っているのでは」と思い、食事や生活習慣に気を配りましたが、冷え性と便秘気味なのは一向に治りませんでした。ところが治療後、肩やアゴに出ていた吹き出物が2～3日で消え、以後も出なくなりました。さらに、「生理時の鈍痛が軽くなった気がします」と言われます。何がどう関係するのかわかりませんが、出口の便秘を治したら「生理痛がマシになった」、「生理がちゃんと来るようになった」という女性もけっこうおられます。便秘っていろいろなところに影響するのだと、患者さんと一緒に驚くこともしばしばです。

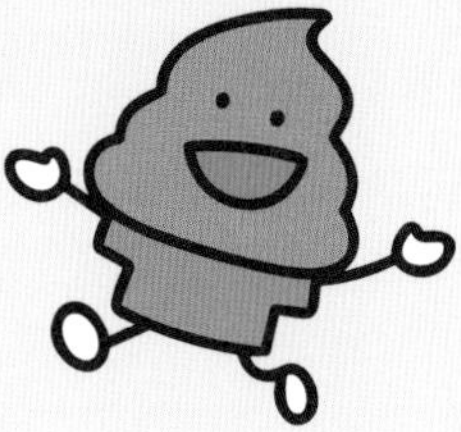

おわりに

元皮膚科医という異色の経歴をもつ肛門科医

私は元々皮膚科医でした。医師になってから4年間は皮膚科医として臨床経験を積んできました。

肛門科医になったのは夫の病院を手伝ったことがきっかけです。

夫の父親（先代の院長）が診察中にくも膜下出血で倒れ、急逝してから病院は大変な状況でした。

明治45年創立の日本でも有数の歴史ある肛門専門病院で、全国から大勢の患者さんが訪れていました。

院長の死をきっかけに病院は大きく傾きます。

最初は手伝いのつもりでしたが、女医がいると分かると患者さんから「女医さんに診察して欲しい」という要望が増え、指導医のもと肛門診療を一から学び診療に従事するようになりました。

私が肛門科医に転身したのは１９９８年。当時は女性の肛門科医が全国で私を含めたった8名しかいませんでした。

病院が落ち着いたら皮膚科に戻ろうと思っていたところ、患者さんやスタッフから

「先生辞めないで！」という声をたくさんいただき自分の将来について考えました。

「皮膚科はやりたい女医さんがいる。

だけど肛門科は違う。

キタナイ、クサイ、キツイ、カッコ悪いの４Ｋの仕事。

女医がやりたがらない領域だ。

それなら私がやろう」。

そう思って潔く皮膚科医を辞めて肛門科医に転身しました。

実際、皮膚科の診療よりも肛門科の診療のほうがおもしろく、私自身がどっぷりはまってしまったというのが実情です。

以来、肛門科医として生きてきましたが、皮膚科医としての経験が肛門科の診療に大きく寄与したことは言うまでもありません。

肛門周囲の皮膚疾患に関しては肛門科と皮膚科の両方を知っている私にしか語れない領域で、肛門領域でも皮膚科領域でも講演を多数行ってきました。

これからも元皮膚科医という異色の経歴を持つ肛門科医として貢献していきたいと思います。

便秘の治療は一生続くのか？

出口の便秘の治療は、毎日スッキリと便を出し切るようにして、鈍らせてしまった肛門の感覚を取り戻せれば終了します。

ですが、一体どれくらいで戻るでしょう？

それは**便をためて生きてきた年数だけかかる**と思ってください。

例えば10年便をためて生きてきたのであれば10年かかります。

実際はもっと早く治る人もいますし、もっと長くかかる人もいます。

出口の便秘の治療は、排泄機能を取り戻すためのリハビリ訓練をするようなもの。

本書をみながら行うみなさんも、ぜひ根気よく続けていただきたいと思います。

家族の前で堂々とおならをしよう

痔になって私の外来に来られる女性患者さんは恥じらいのある人が多いです。

便も我慢しているけれど、おならも我慢しているのです。

排便は朝、夫を見送ってからで、夫の前ではおならもしたことがないという驚くべき人たちのおしりの多くは、悲惨なことになっています。

手術が必要なくらい立派な痔を育てあげて受診されます。

しかも、夫や家族に内緒で来られているケースが少なくありません。

その場合、退院すれば、便やおならを我慢する生活に戻るので、間違いなく数年後、また痔になります。

だからせめて家族の前では、堂々とおならをしてほしいのです。

家族だからこそ、恥ずかしいところを見せられる存在であってほしいし、**「うんこ」や「おなら」という言葉を忌み嫌うのではなく、堂々と明るく話せる家庭や社会であってほしい**と思います。

排泄は動物が生きていくうえで欠かせない行為。

恥ずかしがらずに堂々としていたいものです。

肛門は幸せにつながる門、まさしく「幸門」

痔や便秘で受診される患者さんの中には、心療内科で抗うつ剤や向精神薬などを飲んでいる人が少なくありません。

薬の副作用で便秘になり、痔をわずらう人も多くいます。

また過敏性腸症候群と診断されて薬物療法を受けているけれど一向に改善されず、

私のブログを読んで「もしや出口の便秘では?」と疑って受診される患者さんもたくさん診てきました。

肛門のトラブルは羞恥心も相まって患者さんの心に大きな影を落とします。

排泄の悩みがうつ病を悪化させてしまったケースもたくさん診てきました。

あるいは排泄の悩みのせいでうつ病を患ってしまったという、本末転倒なケースも多く診てきました。

そういった人には、まずは必要のない下剤をすぐに中止し、出口の便秘治療を施します。

早い人だとたった2週間で便通が改善され、その結果、うつ病やパニック障害、不安神経症まで治ってしまったという笑い話にならない事が当院では頻繁に起きています。

便秘は東洋医学的には「気うつ」を引き起こし、誰でもうつっぽくなるのです。

滞っているのは便だけではなく「氣」の流れも同様です。

だから便秘治療をすると気持ちまでスッキリし、うつ症状が改善するのでしょう。

「大げさじゃなく、ここに来て人生変わりました」と涙を流して喜んで帰って行かれた患者さんを大勢送り出してきました。

みなさんも、**今までためてきた感情を便と一緒に洗い流しましょう。**

便をしっかり出せば、きっとイイコトがありますよ。

まさしく「肛門」は幸せにつながる門「幸門」なのです。

本書を読んでくださった方々が、この本を通して「肛門」から「幸門」へとチェンジし、幸せな人生を送られることを心から願っています。

肛門科医　佐々木みのり

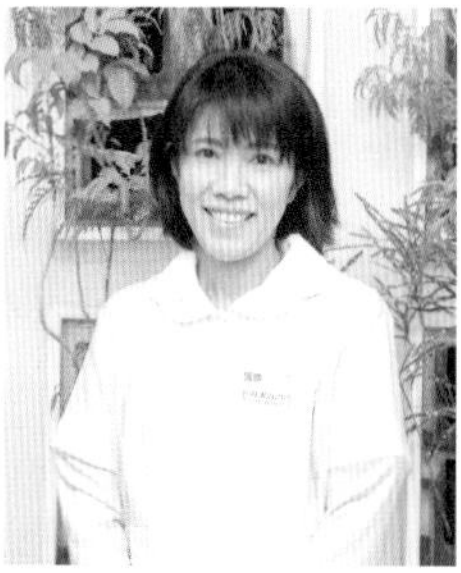

著者◎佐々木みのり

1912年創立、110年以上の歴史を持つ大阪肛門科診療所の副院長。数少ない女性の肛門科専門医・指導医。肛門科女医の草分け的存在。1994年大阪医科大学を卒業後、大阪大学皮膚科学教室に入局。その後、4年間、大阪大学附属病院、大手前病院、東京女子医大病院などで皮膚科医として勤務した後、1998年に肛門科医に転身。同年7月には日本初となる「女医による肛門科女性外来」を開設。「痔＝手術」という肛門医療業界において、痔の原因となった「肛門の便秘」を直すことによって「切らない痔治療」を実現。自由診療にもかかわらず北海道・沖縄・東京など日本全国や海外からも患者さんが訪れている。また、元皮膚科医という経歴を持つ異色の肛門科医として、同業の医師を対象に多数の講演を行っている。『痛み かゆみ 便秘に悩んだら オシリを洗うのはやめなさい』（2020年あさ出版）は3万部超えのベストセラーに。「2時ドキッ！」「ワイドABCDE～す」「おはよう朝日です」「おはようパーソナリティ道上洋三です」「痛快！明石家電視台」「世界一受けたい授業」などのテレビほか、多数のメディア出演あり。
大阪肛門科診療所　http://www.osakakoumon.com
みのり先生の診察室（ブログ）　https://ameblo.jp/drminori/

STAFF

装丁・本文デザイン／
マルサンカク（菅谷真理子）

イラスト／うてのての

DTP／松山絢菜

執筆協力／石森康子

校正／鷗来堂

企画編集／
日東書院本社（望月久美子）

参考文献
『痛み かゆみ 便秘に悩んだら
オシリを洗うのはやめなさい』
（あさ出版）
『腸のトリセツ』（学研プラス）

便秘の8割はおしりで事件が起きている！

2023年11月25日　初版第1刷発行
2024年10月10日　初版第6刷発行

著　者　佐々木みのり
発行者　廣瀬和二
発行所　株式会社日東書院本社
〒113-0033
東京都文京区本郷1丁目33番13号 春日町ビル5F
TEL:03-5931-5930（代表）
FAX:03-6386-3087（販売部）
URL: http://www.TG-NET.co.jp

印刷　三共グラフィック株式会社
製本　株式会社セイコーバインダリー

ISBN 978-4-528-02417-5　C2077